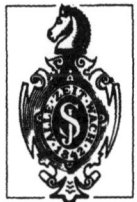

P. Kemeter   F. Lehmann   (Hrsg.)

Psychosomatik der Infertilität

Mit 28 Abbildungen
und 10 Tabellen

Springer-Verlag Berlin Heidelberg New York
London Paris Tokyo Hong Kong

Dr. med. PETER KEMETER
Inst. für Endokrinologie der Fortpflanzung und IVF
Trauttmansdorffgasse 3A, A-1130 Wien

Professor Dr. med. FRANK LEHMANN
Städtische Krankenanstalten, Bielefeld Rosenhöhe
An der Rosenhöhe 27, D-4800 Bielefeld 14

ISBN-13:978-3-540-50807-6   e-ISBN-13:978-3-642-74486-0
DOI: 10.1007/978-3-642-74486-0

CIP-Kurztitelaufnahme der Deutschen Bibliothek
Psychosomatik der Infertilität / P. Kemeter; F. Lehmann (Hrsg.)
Berlin; Heidelberg; New York; London; Paris; Tokyo: Springer, 1989
ISBN-13:978-3-540-50807-6

NE: Kemeter, Peter [Hrsg.]

Dieses Werk ist urheberrechtlich geschützt. Die dadurch begründeten Rechte, insbesondere die der Übersetzung, des Nachdrucks, des Vortrags, der Entnahme von Abbildungen und Tabellen, der Funksendung, der Mikroverfilmung oder der Vervielfältigung auf anderen Wegen und der Speicherung in Datenverarbeitungsanlagen, bleiben, auch bei nur auszugsweiser Verwertung, vorbehalten. Eine Vervielfältigung dieses Werkes oder von Teilen dieses Werkes ist auch im Einzelfall nur in den Grenzen der gesetzlichen Bestimmungen des Urheberrechtsgesetzes der Bundesrepublik Deutschland vom 9. September 1965 in der Fassung vom 24. Juni 1985 zulässig. Sie ist grundsätzlich vergütungspflichtig. Zuwiderhandlungen unterliegen den Strafbestimmungen des Urheberrechtsgesetzes.

© Springer-Verlag Berlin Heidelberg 1989

Die Wiedergabe von Gebrauchsnamen, Handelsnamen, Warenbezeichnungen usw. in diesem Werk berechtigt auch ohne besondere Kennzeichnung nicht zu der Annahme, daß solche Namen im Sinne der Warenzeichen- und Markenschutz-Gesetzgebung als frei zu betrachten wären und daher von jedermann benutzt werden dürften.
Produkthaftung: Für Angaben über Dosierungsanweisungen und Applikationsformen kann vom Verlag keine Gewähr übernommen werden. Derartige Angaben müssen vom jeweiligen Anwender im Einzelfall anhand anderer Literaturstellen auf ihre Richtigkeit überprüft werden.

Vorwort

Die Erfolgsberichte über neue künstliche Befruchtungsmethoden – In-vitro-Fertilisierung, Samen-, Eizell- und Embryospende u. a. – haben einen enormen Zustrom von Patienten zu diesen Methoden bewirkt. Immer mehr Ärzte und Biologen beschäftigen sich mit künstlichen Befruchtungsmethoden, und mehr und mehr Zentren für Sterilitätsbehandlung werden eröffnet.

Abgesehen von den ethisch-moralischen Aspekten und den noch großteils unklaren rechtlichen Konsequenzen dieser Behandlungsmethoden werden vor allem die psychologischen Probleme immer deutlicher, welche Patienten und Ärzte im Umgang mit diesen Behandlungen haben. Hohe Erwartungen und ein oft übersteigertes Anspruchsdenken der Patienten üben beträchtlichen Druck auf die Ärzte aus, steigern aber auch deren Allmachtsgefühl.

Daß mit der Infertilität häufig psychosexuelle Probleme verbunden sind, wird von den Patienten und Ärzten tabuisiert und daher bei der Diagnose und Therapie nicht mitberücksichtigt.

Dieses Buch soll daher all jenen, die in der Reproduktionsmedizin beschäftigt sind, die Möglichkeit bieten, sich einen besseren Einblick und Zugang zu dem komplexen Problemkreis Infertilität zu beschaffen.

Wien und Bielefeld, im Frühjahr 1989   PETER KEMETER
                                              FRANK LEHMANN

Inhaltsverzeichnis

Fokussierende Beratung bei funktioneller Sterilität
M. Springer-Kremser 1

Das Geheimnis der Elternschaft
E. Brainin 9

Kinderwunsch bei sterilen Ehepaaren: Einige psychodynamische Hypothesen
L. Jeker, G. Micioni, M. Ruspa, M. Zeeb und
A. Campana 25

Streß und Infertilität
P. Nijs und K. Demyttenaere 33

Auswirkungen der artifiziellen Insemination mit Spendersamen auf die Psyche des Ehemannes
A. Blaser und U. Gigon 58

Psychosomatische Begleitung der IVF-Paare: Erfahrungen und Ergebnisse
H. Kentenich, C. Hoelzle, H. Schmiady und M. Stauber 65

In-vitro-Fertilisation – der Einfluß von psychischen Belastungen auf Fertilisierung und Implantation
P. Kemeter 84

Mitarbeiterverzeichnis

Blaser, Andreas
 Psychiatrische Universitätspoliklinik, Murtenstraße 21
 CH-3000 Bern

Brainin, Elisabeth
 Gersthoferstraße 20/1/2, A-1180 Wien

Campana, Aldo
 Servizio di Endocrinologica, Ospedale La Carità
 CH-6600 Locarno

Demyttenaere, Koen
 Psychosomatische Abteilung, Universitätsfrauenklinik
 Gasthuisberg – St. Rafael, Katholische Universität, Herstraat 49
 B-3000 Leuven

Gigon, Ueli
 Frauenklinik, Kantonsspital, CH-4600 Olten

Hoelzle, Christiane
 Institut für Medizinische Psychologie
 Westfälische Wilhelms-Universtität, D-4400 Münster

Jeker, Lorenza
 Servizio di Endocrinologia Ginecologica, Ospedale La Carità
 CH-6600 Locarno

Kemeter, Peter
Institut für Endokrinologie der Fortpflanzung und IVF
Trauttmansdorffgasse 3A, A-1130 Wien

Kentenich, Heribert
Universitäts-Frauenklinik, Klinikum Charlottenburg
Freie Universität Berlin, Pulsstraße 4–14, D-1000 Berlin 19

Micioni, Giovanní
Servizio di Endocrinologia Ginecologica, Ospedale La Carità
CH-6600 Locarno

Nijs, Piet
Universitätsfrauenklinik, Gasthuisberg – St. Rafael
Katholische Universität, Herestraat 49, B-3000 Leuven

Ruspa, Marina
Servizio di Endocrinologia Ginecologica, Ospedale La Carità
CH-6600 Locarno

Schmiady, Hardi
Universitäts-Frauenklinik, Klinikum Charlottenburg
Freie Universität Berlin, Pulsstraße 4–14, D-1000 Berlin 19

Springer-Kremser, Marianne
Institut für Tiefenpsychologie der Universität Wien
Lazarettgasse 14, A-1090 Wien

Stauber, Manfred
Universitäts-Frauenklinik, Klinikum Charlottenburg
Freie Universität Berlin, Pulsstraße 4–14, D-1000 Berlin 19

Zeeb, Mireille
Servizio di Endocrinologia Ginecologica, Ospedale La Carità
CH-6600 Locarno

Fokussierende Beratung bei funktioneller Sterilität

M. Springer-Kremser

Einleitung

Bei den folgenden Ausführungen geht es nicht nur um eine Form der Psychotherapie nach Ausschluß möglicher organischer Ursachen der Sterilität, sondern um eine Grundhaltung, die das Procedere von Diagnoseerstellung und Therapieplanung sowie Durchführung der Therapie begleitet.

Wenn nun die organischen Untersuchungen keine körperlichen Ursachen für die Infertilität ergeben (was bei ca. 15% der untersuchten Paare der Fall ist, wie z.B. van Hall [1] schreibt), so kompliziert sich die Situation. Denn jetzt muß an die Möglichkeit der Mitbeteiligung psychosozialer Faktoren an Entstehung und Aufrechterhaltung der Infertilität gedacht werden. Zusätzlich muß immer damit gerechnet werden, daß der komplizierte diagnostische Prozeß und später auch der Behandlungsprozeß (Insemination oder IVF) das Sichtbarwerden von psychologischen Symptomen, die sich z.B. hinter einer Scheincompliance verbergen können, fördern kann. Die theoretischen Hintergründe sowie die Hypothesen und Forschungsergebnisse zur Frage der sogenannten idiopathischen Infertilität oder besser „unexplained Infertility" sollen an dieser Stelle nicht erwähnt werden. Es sei auf andere Publikationen verwiesen.

Aus dem eben Gesagten ist klar, daß ein umfassendes Konzept für das Management der Infertilitätspatientin/Infertilitätspaare notwendig ist.

Derartige Konzepte gibt es bereits in verschiedenen Institutionen z.B. an der Frauenklinik in Leiden. Der wesentliche Punkt dieses Konzeptes ist, daß immer wieder der emotionale Aspekt der Infertilität genauso berücksichtigt werden muß wie körperliche Symptome oder Behandlungskonsequenzen.

Wir werden in den folgenden Ausführungen versuchen darzustellen, wie wichtig die Beachtung dieses emotionalen Aspektes im Verlauf der Sterilitätsberatung und -behandlung ist und auf welche Art und Weise die Beachtung der Emotionalität integriert werden kann.

Definition des Begriffes „Beratung"

Mit A. Newsome [4] verstehen wir unter Beratung die Anwendung intelligenter, geschulter Zuwendung zu einem Individuum oder einer Gruppe, die für persönliche Entwicklung oder Problemlösung Hilfe sucht. Die Anwendung dieser Art von Zuwendung impliziert von seiten des Beraters erstens Sachwissen und zweitens Verständnis für und Wissen um eigene Bedürfnisse, um sicher zu sein, daß nicht die Befriedigung unpassender eigener Bedürfnisse die Ziele der Beratung verschleiert oder der Patientin/dem Patienten diese Ziele aufgezwungen werden. Was immer in der Beratungssituation effektiv ist, liegt an der Person des Beraters. Der Berater muß sich verantwortlich dafür fühlen, daß seine Qualifikation von so hohem Standard wie nur möglich ist. Es gibt keine andere Tätigkeit, bei welcher das Verhalten so sehr der Prüfung und der Kritik offen ist, wie das des Beraters. Möglicherweise wäre das anders, wenn die Effektivität wirklich gemessen oder transparent gemacht werden könnte.

Es ergibt sich also nun die Frage, welches Sachwissen, welche Inhalte für die Beratung von Sterilitätspatienten erforderlich sind. Diese Frage soll anhand eines 3-Stufen-Modells diskutiert werden.

Das 3-Stufen-Modell der Sterilitätsberatung

Die erste Stufe dieses Modells stellt die Situation des infertilen Paares in der gynäkologischen Sprechstunde dar. Die Situation des unfreiwillig kinderlosen Paares, der Frau, ist durch Verletzlichkeit und Kränkbarkeit charakterisiert, wie von Pohlman [4], Stauber [5] und

Fokussierende Beratung bei funktioneller Sterilität

Mazor [2] dargestellt. Denn die eigene Fruchtbarkeit wird ja überhaupt nicht in Frage gestellt, erst die Konfrontation mit der Tatsache, daß sich der Kinderwunsch oder der Lebensplan nicht ohne ärztliche Hilfe zu erfüllen scheint, macht darauf aufmerksam. In dieser Situation ist also die Frau oder das Paar bei dem ersten Kontakt, wenn eine Kinderwunschbehandlung gewünscht wird. Wir plädieren sehr dafür, das erste ausführliche Gespräch mit dem Paar zu führen. Die Stufe 1 unseres Modells beinhaltet also eine Interaktion zwischen Gynäkologe/in und beiden Partnern. Das hat folgende Vorteile:

- das Solidaritätsgefühl zwischen den Partnern wird gestärkt.
- sowohl die Konsequenzen der weiblichen Infertilität als auch die der männlichen Infertilität können besser wahrgenommen und verstanden werden.
- die Gefahr, daß sich eine Vater-Tochter-ähnliche Beziehung zwischen der weiblichen Patientin und dem Arzt entwickelt, wird vermieden und somit die Verantwortlichkeit und das Selbstwertgefühl der Frau gestärkt.
- die möglicherweise manchmal auftauchenden Gefühle des männlichen Partners dem Arzt gegenüber, der für die Schwangerschaft „verantwortlich gemacht" wird, werden vermieden, oder zumindest gemildert und verständlicher, und schließlich wird für das Paar und auch für den Arzt der Umgang mit Therapieversagern einfacher, weniger verletzend und der soziale Druck kann besser abgefangen werden, die Emanzipation des Paares ist erleichtert.

Ich habe aus der Psychotherapie mit einem männlichen Patienten, dessen Frau sich einer Sterilitätsbehandlung unterziehen ließ, eine Information darüber, wie verwirrend und kränkend für ihn die Tatsache war, daß er von der Interaktion zwischen dem Gynäkologen und seiner Frau völlig ausgeschlossen wurde, und trotz seines Ersuchens, miteinbezogen zu werden (seine Frau hatte nichts dagegen), wurde dieses Ersuchen vom Arzt, einem bekannten Infertilitätsbehandler in Wien, einfach abgelehnt. Überflüssig zu sagen, daß die Behandlung ineffektiv war und auch von der Frau abgebrochen wurde.

Die erste Stufe beinhaltet auch sachliche und exakte Information über das diagnostische Vorgehen, über die Technik der Methode und den Sinn der Methode.

Als *2.Stufe* beschreiben wir das gynäkologisch-medizinische Diagnose-Vorgehen sowie organmedizinische (z. B. hormonelle) Behandlungsversuche *ohne* organisches Substrat.

Ich glaube, es ist nicht leicht für einen Arzt, sich klarzumachen, daß eine große Diskrepanz besteht zwischen dem Verschreiben einer Untersuchung/einer Behandlung einerseits, und diese Behandlung oder Untersuchung über sich ergehen zu lassen andererseits. Das bezieht sich auf die gynäkologische Untersuchung, auf postkoitale Tests verschiedener Art, die sowohl das soziale als auch das sexuelle Leben beeinflussen.

So stellt die Hysterosalpingographie eine Untersuchungstechnik, die meist in einer kalten technischen Atmosphäre vorgenommen wird, letztlich eine Verbindung aus Erniedrigung, Angst und Schmerzen dar. Laparoskopie bedeutet Hospitalisierung und Anästhesie usw., wobei noch eine zwiespältige Erwartungsangst dazuzurechnen ist, einerseits der Wunsch, es möge ein organisches Substrat gefunden werden, das man vielleicht leicht beseitigen kann, andererseits besteht aber wieder die Angst davor, abnormal zu sein.

Auf dieser Stufe soll auch der systematische Aufbau der Untersuchungen diskutiert werden. Dies erlaubt der Frau/dem Paar zwischen den einzelnen Untersuchungsgängen, wenn dies medizinisch möglich ist, wenn also nicht zu gravierende Abnormalitäten gefunden werden, jeweils Erholungspausen einzulegen. Unter diesen Bedingungen wird allgemein in der Literatur angegeben, daß immer wieder spontane Schwangerschaften vorkommen, bei ca. 40% der Patientinnen innerhalb von 6 Monaten nach HSG und 30% innerhalb eines Jahres folgend auf die Laparoskopie, wenn diese Prozeduren kleinere oder keine Abnormalitäten zeigen.

Die Bedeutung dieser spontanen Schwangerschaften, die letztlich ohne medizinische Beteiligung entstehen, sind ungeheuer wichtig, und das aus zwei Gründen:

Fokussierende Beratung bei funktioneller Sterilität

1) Sie zeigen, daß medizinisches Eingreifen nicht notwendig ist und möglicherweise schaden kann, und
2) eine spontane Schwangerschaft ist viel eher die eigene Schwangerschaft dieses Paares.

Diese erste Stufe, um es nochmals zusammenzufassen, bedarf der Beachtung des Intimitätsbedürfnisses der Patientinnen, sowie der Idealisierungsneigung und der Übertragungsfallen (der bessere Vater, der gute Vater, der alles gewährt und möglich macht oder aber der bessere Ehemann und Liebhaber) und das Beachten der Zwiespältigkeit.

Die zweite Stufe beinhaltet die Begleitung der Patientin während des diagnostischen Procederes.

Die *dritte Stufe* unseres Modells beinhaltet die Fokussuche bei diagnostizierter funktioneller Sterilität.

Der Begriff „fokussieren" ist der Psychotherapie entlehnt und beschreibt eine taktische Form von Aktivität des Beraters oder Therapeuten, nämlich eine Aktivität, welche die Patienten mittels selektiver Aufmerksamkeit, selektiver Interpretation und selektiver Vernachlässigung durch die Sitzungen führt. Für diese Vorgangsweise wurde der metaphorische Begriff „Fokus" eingeführt. Der Fokus selbst wird von der Patientin mit dem Berater gemeinsam definiert [6]. Ich möchte dafür ein Beispiel geben:

Fallvignette

Eine junge Frau, 10 Jahre verheiratet, 7 Jahre Kinderwunsch, seit etwa 3–4 Jahren in gynäkologischer Behandlung, wird von der Hormonambulanz der Klinik in die psychosomatische Ambulanz überwiesen. Sie selbst hat bereits darüber nachzudenken begonnen, was eigentlich die mögliche Ursache ihrer Kinderlosigkeit sein kann. Die entsprechenden Untersuchungen bei ihrem Mann verliefen alle negativ. Sie hat einen Beruf erlernt. Arbeitet im erlernten Beruf, die Berufssituation ist überdurchschnittlich befriedigend für sie. Trotzdem hätte sie geplant, 3 Jahre zumindest zu Hause zu bleiben, falls sie ein Kind bekommen würde. Die Kommunikation zwischen den Partnern scheint ungestört zu sein. Der Mann unterstützt sie in den Bemühungen, zu überlegen, was alles bei der Kinderlosigkeit eine Rolle spielen könnte, beiden Partnern ist es gelungen, trotz der Kinderwunschbehandlung, die sexuelle Funktionsstörung als eine vorübergehende einzugrenzen, seit Abschluß der Behandlung ist die spontane sexuelle Genußfähigkeit wieder voll vorhanden.

Die biographische Anamnese erbringt folgendes: Die Patientin wurde knapp nach der Geburt von der Mutter zur Großmutter gebracht und wurde von den Großeltern aufgezogen, die Mutter kam sie am Wochenende besuchen, nicht regelmäßig, da sie relativ bald nach der Geburt der Patientin einen anderen Mann kennenlernte und mit diesem einen gemeinsamen Haushalt führte. Die ältere Schwester der Patientin durfte bei der Mutter bleiben. Von diesem Mann ließ sich die Mutter der Patientin bald scheiden, heiratete wieder und nahm dann die Patientin zu sich. Der Stiefvater wird von der Patientin als sehr bemüht und freundlich geschildert. Die eigene Mutter hingegen nach wie vor als kalt und distanziert. Als die Patientin schon in der späten Adoleszenz war, wurde ihr jüngerer Stiefbruder geboren. Sie selbst war dazu auserkoren, diesen Stiefbruder aufzuziehen. Die Mutter kümmerte sich kaum um ihn; der Stiefbruder, der jetzt noch sehr an der Patientin hängt, war ihr Kind. Sie hat die Delegation dieser Aufgabe voll übernommen. Später lernte sie dann ihren Mann kennen, heiratete, und der Stiefbruder war immer ein gern gesehener Gast in der neuen Familie. Er wird auch von ihrem Mann akzeptiert. Mit der Patientin selbst wurde folgender Fokus herausgearbeitet: inwieweit werden durch den Wunsch, schwanger zu werden, die Gefühle der eigenen Mutter gegenüber aktiviert, alte kindliche Empfindungen, vor allem welchen Einfluß hat die Tatsache, daß sie selbst ihre Mutter als so kalt und distanziert erlebt hat und zur Zeit kaum Kontakt zu ihr hat, auf ihre eigene Vorstellung von Mütterlichkeit, welche Befürchtungen können dahinterstehen, daß ihr möglicherweise ähnliches zustoßen könnte wie der eigenen Mutter, nämlich, daß sie ihr Kind so behandelt wie sie behandelt wurde? Und zweitens, hat sie nicht schon ein Kind gehabt, das sie, ohne schwanger zu sein, erfolgreich aufgezogen hat?

Fokussierende Beratung bei funktioneller Sterilität

Dieser Fokus wurde in der zweiten Sitzung mit der Patientin erarbeitet. In der dritten Sitzung, die 14 Tage später erfolgte, konnte sie dann darüber sprechen, daß sie sich sehr gekränkt fühlt, daß ihr Mann eine Adoption nicht wünscht; möglicherweise hat er sich doch nur ihr zuliebe oder indirekt gezwungen mit der häufigen Anwesenheit des jüngeren Stiefbruders abgefunden! Vielleicht gibt es da eine Kommunikationslücke zwischen den beiden Ehepartnern? In einer weiteren Sitzung, nachdem die Patientin zuhause ein Gespräch mit ihrem Mann geführt hat, mußte sie Trauerarbeit leisten: der Mann hat ihr doch gesagt, daß er den Stiefbruder nur ihr zuliebe angenommen hatte, daß er ihn nicht sozusagen als sein Kind sehen könne. Der Verlust dieser Illusion war für die Patientin schmerzlich und mühsam, aber es scheint so, als ob diese Trauerarbeit über den Verlust einer Illusion eine notwendige Bedingung gewesen wäre, denn zwei Monate später wurde die Patientin schwanger, und jetzt hoffen wir alle, daß dies gut gehen möge.

Auf der Stufe zwei wird also die fokussierende Beratung mit der Patientin vorwiegend alleine durchgeführt, was nicht heißt, daß das Setting nicht jederzeit für ein Dreiergespräch offen ist, oder daß immer wieder Rückmeldungen über die Kommunikation mit dem Partner in die Sitzungen hineingebracht werden sollen.

Wenn nun der Kinderwunsch offensichtlich eine Bedeutung auf einer symbolischen Ebene hat und mit anderer psychologischer Symptomatik wie z.B. extremer Abhängigkeit in Beziehungen gekoppelt ist, so kann die fokussierende Beratung es der Patientin erleichtern, die Überweisung in eine Psychotherapie zu akzeptieren und der Gynäkologe diese Überweisung so gestalten, daß sie von der Patientin als echte Hilfestellung erlebt werden kann.

Eine vierte Stufe, die aber hier nicht Thema ist, beschäftigt sich vor allem mit jenen Patientinnen, die nach einer Sterilitätsbehandlung vor allem bei funktioneller Sterilität schwanger geworden sind, und die mit dieser Schwangerschaft sehr schlecht umgehen können, obwohl die Schwangerschaft so sehr gewünscht war. Wir werden immer wieder mit diesen Patientinnen konfrontiert, und es ist häufig nicht leicht für uns als Berater, damit umzugehen: Einerseits neigen wir dazu, in eine „self-fullfilling-prophecy" zu verfallen, nämlich dahingehend, daß wir bei jedem so drängend auf Erfüllung verfolgten Kinderwunsch von vornherein sehr skeptisch sind und der Ambivalenz einen sehr großen Raum geben, und andererseits taucht schon die Frage auf, wie arm wird dieses Kind sein, welche Erwartungen werden da hineinphantasiert und an das Kind delegiert?

Literatur

1. Hall EV van (1983) Psychosocial and emotional aspects of infertility. J Psychosom Obstet Gyn. 2–4
2. Mazor MD (1979) The Problem of Infertility. In: Malkah T Notman and Carol C Nadelson (eds.): The Woman Patient. Plenum Press, New York
3. Newsome A (1976) Counselling. In: Crown S (ed.): Psychosexual Problems. Grune & Stratton, New York
4. Pohlman E (1979) Childlessness, Intentional and Unintentional. J Nerv and Ment. Disease, Vol. 151, 1, 1970
5. Stauber M (1978) Der Wunsch nach Refertilisierung. Therapiewoche, 49
6. Springer-Kremser M, Eder A, Scherer G, Kemeter P (1986) Ein integriertes Behandlungskonzept bei Cyclusstörungen. Fertilität, 2, 2
7. Zichella L, Pancheri P (1979) Psychoneuroendocrinology in Reproduction – An interdisciplinary Approach. Elsevier, Amsterdam

Das Geheimnis der Elternschaft

E. Brainin

Einleitung

Das Geheimnis der Elternschaft, das Geheimnis um Sexualität, Zeugung und Geburt, ist eng mit der Menschheitsgeschichte und mit den kulturellen Leistungen der Menschheit verbunden. In der Genesis kann Eva dieses Geheimnis lüften, indem sie von den verbotenen Früchten des Baumes der Erkenntnis ißt und auch Adam dazu verführt, es ihr gleichzutun. Sie erkennen damit den Geschlechtsunterschied, Scham und Begierde und werden schließlich aus dem Paradies vertrieben. Zuvor hatte Adam lediglich die Tiere beim Namen nennen können.

Dies ist die Geschichte der Kindheit und ihres Endes, der Vertreibung aus dem kindlichen Paradies. Es ist aber auch das Ergebnis der Angst Gottes, die Menschen könnten ihm gleich werden, wenn sie zu den Früchten der Erkenntnis auch von den Früchten der Unsterblichkeit essen würden.

Mit der Vertreibung aus dem Paradies begann die Menschwerdung. Gott verwies Adam an den Ackerbau, um sich zu ernähren, eine Tätigkeit, die in der Antike keine große Wertschätzung genoß und Symbol für Mühen und Plagen war.

Vielleicht versuchen alle weiteren Mythologien nur, diese verlorenen Paradiese der Menschheitsgeschichte wiederzufinden.

Wir leben heute in einem Zeitalter der Aufklärung, des technischen und wissenschaftlichen Fortschritts: alles, wovon Menschen seit Jahrtausenden träumten, ist möglich und machbar geworden. Man könnte meinen, daß in solchen Zeiten Mythologien und Religionen an Bedeutung verlieren und schließlich aufhören zu existieren. Sie bestehen dennoch weiter und drücken auch weiterhin das tiefe Bedürfnis nach Wunscherfüllung und Allmacht aus. Man könnte ferner annehmen, daß das Geheimnis um Zeugung und Geburt nicht mehr besteht, aber infantile Sexualtheorien und -phantasien erwachsener neurotischer Patienten und nicht zuletzt die weiterbestehenden Mythen und Religionen zeigen uns den Fortbestand des Geheimnisvollen an.

Auch die Zeugung mit technischer Hilfe, wie z.B. die In-vitro-Fertilisation (IVF), wird sich dem Geheimnisvollen nicht entziehen können.

Die folgenden Ausführungen werden sich daher mit diesen Themen beschäftigen und sich allen Beteiligten zuwenden: den zukünftigen Eltern, dem Arzt und nicht zuletzt dem entstehenden Kind.

IVF und Adoption bei Infertilität

Die ersten Überlegungen gelten der Frage, worin eigentlich der Unterschied zwischen der IVF und einer Adoption besteht, bei der die Unfruchtbarkeit des Paares der Beweggrund für den Adoptionswunsch ist.

Im Falle der Adoption müssen die Eltern ihre Infertilität akzeptieren. In der Gesetzgebung zahlreicher Länder findet man zunehmend die Tendenz, die biologischen Eltern soweit wie möglich aus allen Dokumenten und Erinnerungen zu eliminieren, die Kinder so früh wie möglich ihren Adoptiveltern zu überlassen; dies ist eine Handlungsweise, die nicht nur ganz wesentlichen entwicklungspsychologischen Aspekten Rechnung trägt, sondern auch dem Wunsch der Eltern nach Verleugnung der Adoption entgegenkommt.

Ich denke, daß der Wunsch nach einer IVF – mit allen unangenehmen medizinischen und körperlichen Konsequenzen – den Wunsch widerspiegelt, die Infertilität zu verleugnen. In beiden Fällen, bei der Adoption und bei der IVF, entsteht sehr häufig in der Familie ein undurchdringliches Geheimnis, wie es in anderen bestenfalls in bezug auf die sexuelle Beziehung der Eltern existiert. Der Entstehung und dem Festhalten am sogenannten „Familienroman" kommt in solchen Familien eine besondere Bedeutung zu und wird mit aller Wahrscheinlichkeit zu einem heftigen Konfliktpotential.

Der Familienroman

Der Familienroman ist ein universelles Phänomen, dem wir bei sehr vielen präpubertären Kindern begegnen. Mit der langsamen Ablösung von den Eltern beginnt das Kind, Vergleiche anzustellen. Seine ehedem idealisierten, allmächtigen Eltern, Könige und Herrscher der Mythen und Märchen, unterliegen einer zunehmenden Entidealisierung. Die Enttäuschung darüber, daß die realen Eltern diesem frühen Bild nicht entsprechen, führt schließlich zur Rebellion. Der Familienroman erfüllt seine Funktion in doppelter Weise: Einmal wird die Enttäuschung über die realen Eltern durch die Phantasie wettgemacht, von viel besseren, mächtigeren, vornehmeren Eltern abzustammen, zum anderen kann man der ödipalen Rivalität mit dem gleichgeschlechtlichen Elternteil entgehen, wenn der Zeugungsvorgang nichts mit den realen Eltern zu tun hat und das Bild der Eltern dadurch desexualisiert und rein bleibt. Der Sohn muß mit dem Vater nicht mehr um die geliebte Mutter rivalisieren, da der Vater gar nicht der Vater ist und der Zeugungsakt von einem anderen Mann vollzogen wurde.

Die Beziehung zu den Geschwistern kann mit einem geringeren Schuldgefühl sexualisiert bleiben; das Inzesttabu bleibt akzeptiert, wenn es in der eigenen Familie keine Anwendung mehr findet, wenn die Geschwister gar nicht leibliche Geschwister sind. Die Desexualisierung des Elternbildes dient nicht zuletzt der Verdrängung, wie sie in der Latenz einsetzt, und dem Versuch, diese trotz zunehmenden Triebdrucks aufrechtzuerhalten. Die Erziehungsprobleme mit Adoptivkindern entstehen vor allem dadurch, daß Phantasie und Realität zusammenprallen. Sehr oft fällt der Zeitpunkt der „wahren" Herkunft in eine Zeit intensiver Phantasietätigkeit, die um den Familienroman kreist. Die Verunsicherung und die Angst, daß aus Phantasie Realität wird, schafft einen großen Teil der Konflikte. Den Allmachtswünschen des eigenen Familienromans steht die Angst und

Hilflosigkeit des Kindes gegenüber, das sich von den geliebten Eltern enttäuscht und betrogen fühlt. Hier beziehe ich mich in erster Linie auf die Kindesentwicklung. Für die Eltern stellt sich dieses Problem bereits am Anfang. Die Lösung dieses Konfliktes wird immer in individueller Weise vor sich gehen und ist immer in Zusammenhang mit der Bewältigung des eigenen Familienromans zu verstehen. In den Phantasien von Adoptiveltern und -kindern werden Sexualität und Triebhaftigkeit der biologischen Eltern sicherlich eine Rolle spielen.

Dagegen scheint der Vorgang der IVF zunächst einmal völlig desexualisiert, ein technisch-medizinischer Vorgang.

Im Familienroman, wie er in der Mythologie vorkommt, ersetzen sehr oft Tiere die Mutter-Amme. In den Tieren werden Sexualvorgänge deutlich, deren Verheimlichung aus der Auflehnung des Kindes gegen die Eltern entsteht. Außerdem gibt es Mythen über einen völlig desexualisierten Geburtsvorgang, wie zum Beispiel die bei uns verbreitete Geschichte vom Storch, die der heute möglichen künstlichen Insemination schon sehr nahekommt. „Pater semper incertus est": Wie in der Mythologie kommt es zur Mutterschaft ohne Zutun des Vaters. Die Geburt dieser Kinder scheint ähnlich der Geburt des Heilands zu sein; anstelle eines allmächtigen Gottes steht der Gynäkologe, der den Vorgang der Befruchtung vollzieht, der somit zum Vater des Kindes wird – und zwar nicht nur in der Phantasie der Mutter, sondern wahrscheinlich auch in seiner eigenen. Nicht umsonst konnte man in der Presse und im Fernsehen Gynäkologen mit „ihren" Babys im Arm sehen, so stolz, wie sonst nur echte Väter über die Geburt sind. Die Ärzte sprechen auch häufig genug von „ihren" Frauen, wenn sie ihre Patientinnen meinen.

Archaische Phantasien

So sehr wir alle uns auch dem wissenschaftlichen Denken verhaftet fühlen, können wir uns doch nicht von den archaischen, infantilen Phantasien über Sexualität, Zeugung und Geburt freimachen. Zugang zu diesen Phantasien finden wir über die kindlichen Sexualtheorien und über die Mythologie.

Das Geheimnis der Elternschaft

Freud beschreibt in seiner Arbeit „Über kindliche Sexualtheorien" [4] einige sehr typische Phantasien, wie man sie häufig bei Kindern zwischen dem 2. und 5. Lebensjahr antrifft:

- Alle Menschen, auch Frauen, verfügen über einen Penis. Das Nichtvorhandensein des Penis wird mit allen möglichen Mitteln verleugnet. (G. Devereux beschreibt den Fall eines männlichen Patienten, der diese Verleugnung aufrechthielt, indem er den Venushügel und die Schambehaarung seiner Geliebten unbewußt zu einem Penis machte).
- Es gibt die Vorstellung, daß man ein Kind gebiert, wie man beim Stuhlgang Exkremente entleert, was wiederum mit der Kloakentheorie in Zusammenhang steht. Daher gibt es auch keinen Grund, warum nicht auch Männer Babys im Bauch haben können.
- Eine andere Vorstellung ist die, daß der Mann der Frau ein Ei geben muß, das sie ausbrütet. Bei dieser Vorstellung spielt die gebräuchliche Bezeichnung des Hodens als Ei eine Rolle. Die Vorstellung, daß der Mann der Frau ein Ei geben muß, ist vom Vorgang der IVF nicht sehr weit entfernt.

Interessanterweise halten sich infantile Theorien auch bei aufgeklärten Kindern. Ein Mädchen stellte die Frage, ob sie nicht doch letzten Endes aus dem Penis des Vaters gekrochen sei. Ein Junge hatte die Vorstellung, daß er zum Teil im Samen des Vaters, zum Teil im Ei der Mutter war, der wichtigere Teil aber vom Vater sei; schließlich könnte sein eigener zukünftiger Samen nur vom besonders potenten, wie er sich genüßlich ausmalte, „zischenden" Samen des Vaters herkommen.

Es gibt auch orale Phantasien über Zeugung und Geburt: die Vorstellung, durch einen Kuß schwanger zu werden, findet sich bei kleinen, gehemmten Mädchen häufig.

In den Verschlingungsmythen, wie sie zum Beispiel die Jonas-Erzählung darstellt, drängt sich ebenfalls die Geburtsvorstellung auf: Der Held wird von einem ungeheuren Fisch verschlungen, beginnt, zur Stillung des Hungers das Herz des Fisches anzuschneiden, und wird schließlich vom Ungetüm an Land gespien oder durch Aufschlitzen des Bauches befreit.

Die Phantasie des kleinen Hans, die Freud in der „Analyse der Phobie eines fünfjährigen Knaben" beschreibt, nach der der Installateur dem Knaben mit seinem großen Bohrer in den Bauch stieß, als er in der Badewanne saß, kann man unschwer als Zeugungsphantasie deuten. Der Mutterleib ist die Badewanne, in der der Junge sitzt, der Bohrer ist der große Penis des Vaters, der hier noch in Beziehung zum „Geboren-werden" steht. Die Vorstellung vom Bohrer ist wiederum nicht so weit von der Injektionsspritze entfernt, die ein Attribut des Arztes ist. Die Rolle des Arztes bei der IVF kann demnach eine sexuelle sein, und nicht nur in den kindlichen Phantasien.

Die Situation des infertilen Paares – eine Dreierbeziehung

Stellen wir uns nun die Situation eines unfruchtbaren Paares beim Arzt vor. Es sind nicht mehr zwei, ein Paar, das den Zeugungsakt vollzieht, sondern es sind drei Personen, eine Situation, die das Kind vorfindet, wenn es zum Zeugen der „Urszene" wird. Das Kind in der Urszene ist hilflos und ohnmächtig der angstvollen Situation ausgeliefert, was schließlich zur Verdrängung führt.

In der Situation des infertilen Paares beim Arzt ist der Mann in der Position des Kindes. Er muß quasi mit ansehen, wie der Arzt den Zeugungsakt an seiner Frau vollzieht. Der Mann ist dabei nutzlos und überflüssig, alle Macht und Potenz liegen beim Arzt, auch wenn er sich noch so sehr bemüht, den Vorgang zu versachlichen und zu desexualisieren. Es wäre einmal interessant, darüber zu phantasieren, warum ein Arzt sich für diese Methode der Befruchtung interessiert und sie zur Anwendung bringt, wobei einschränkend angemerkt werden muß, daß es sich hier wahrscheinlich um völlig unbewußte Phantasien handelt, die einen beträchtlichen Einfluß auf Berufswahl und wissenschaftliche Tätigkeit haben. Man könnte sich vorstellen, daß der Arzt die Ohnmachtsgefühle den eigenen Eltern gegenüber, die er als kleiner „Dritter" empfand, besonders abwehren muß. Dazu eignen sich Gefühle der Omnipotenz besonders gut.

Das Geheimnis der Elternschaft

„Pater semper incertus" ist ein ganz zentrales Motiv der Mythen und Legenden aller Völker in allen Kulturkreisen. Die Heroen, deren Herkunft dunkel ist, erwecken den Eindruck, auf all ihren Irrfahrten und bei all ihren Heldentaten den Vater suchen und besiegen zu wollen.

Vielleicht kann ein Witz das „unmögliche" Vater-Sohn-Verhältnis in all seiner Absurdität zeigen:

Jesus zieht predigend durch die Länder der Levante und versucht, seinen Vater zu finden. Einmal, am Ende einer Predigt, erblickt er einen alten Mann am Rand der Menge. Er wendet sich ihm zu und fragt: „Bist du aus einem Mittelmeerland?" und der alte Mann antwortet erstaunt und neugierig: „Ja." Jesus weiter: „Bist du vielleicht ein Schreiner?" Der Mann wiederum: „Ja." Jesus, jetzt schon sehr aufgeregt, fragt weiter: „Bist du der Vater eines berühmten Sohnes?" Der Mann antwortet wiederum mit „Ja." Darauf breitet Jesus erfreut seine Arme aus und ruft: „Vater!" Der alte Mann sinkt ihm begeistert in die Arme und ruft: „Pinocchio!"

Dieser Witz erscheint deshalb so illustrativ, weil er die verzweifelte Suche des Sohnes zeigt und ihn dann einen Vater finden läßt, der sich sein Kind selbst machte, ohne eine Frau dazu zu brauchen.

Die Frage nach dem berühmten Sohn führt uns zu einer weiteren Problematik unseres Themas.

Ein Sohn, der auf so „unmögliche" Art und Weise gezeugt und entstanden ist wie Jesus oder Pinocchio, muß allen narzißtischen Wünschen und Erwartungen der Eltern, Väter und Mütter, gerecht werden.

Mit der Entwicklung neuer Erkenntnisse um Zeugung und Gravidität, mit der Entwicklung der IVF-Methode, mußte doch das Gefühl aufkommen, die Natur beherrschen zu können. Im Falle einer Zeugung ohne Sexualität, lediglich durch den menschlichen Geist, wird der Triumph über die Triebhaftigkeit deutlich, der wiederum mit narzißtischen Vollkommenheitsvorstellungen einhergeht. Die Kehrseite dieser Triumphgefühle ist das Gefühl der Ohnmacht, da die Unfruchtbarkeit nicht aufgehoben, sondern durch die IVF nur verleugnet werden kann. Wenn wir uns vorstellen, daß ein infertiles Paar nach jahrelangen, unangenehmen Prozeduren, nicht mit Gottes

Hilfe wie im Mythus, sondern mit der Hilfe eines Arztes zu einem Kind kommt, so muß doch dieses Kind das beste, teuerste, klügste und schönste sein.

Jedes Gefühl der Ambivalenz muß bereits während des komplizierten medizinischen Prozederes unterdrückt werden, sonst wird dieses Prozedere undurchführbar. Als Belohnung für all diese Mühen erwarten die Eltern doch das beste aller Kinder.

Die Konflikte in der Eltern-Kind-Beziehung

Dies sind Erwartungen, die man in jeder Eltern-Kind-Beziehung vorfindet, jedoch werden sie noch konfliktbehafteter, wenn die ambivalenten Gefühle in großem Maße unterdrückt werden.

Dornröschen. Dornröschens Eltern waren lange Jahre unfruchtbar und kränkten sich sehr, bis der Mutter im Bade von einem Frosch die Schwangerschaft verkündet wurde. (Erinnert das nicht an den alten Froschtest?) Als Dornröschen endlich geboren ward, rufen die Eltern die Feen, die das Kind mit allen erdenklichen guten Gaben ausstatten: Schönheit, Klugheit, Reichtum, Liebreiz, usw. Eine Fee jedoch wurde nicht eingeladen; aus Wut und Neid verwünschte sie Dornröschen. Der Fluch ging in Erfüllung, und Dornröschen stach sich mit 15 Jahren an einer Spindel und fiel in einen 100jährigen Schlaf – von den Männern und dem Geschlechtsleben durch eine dichte Hecke getrennt.

Wenn die Spindel die Geschlechtsreife und die Menstruation symbolisiert, ist auch klar, daß es beim Fluch der bösen Fee um die bösen Wünsche der Mutter ging, die der Tochter das unmöglich machen will, was ihr selbst so lange versagt blieb. Die Spindel war auch in verschiedenen kultischen Abläufen, etwa im antiken Rom, von Bedeutung. Sie symbolisierte keineswegs die häusliche Frau, sie war ein Symbol der Verführung der römischen Kurtisanen, die es verstanden, die zartesten, durchscheinendsten Gewänder herzustellen.

Diesen Konflikt findet man in der „normalen" Mutter-Tochter-Beziehung vor. Die Mutter ist eifersüchtig und neidet der Tochter

Das Geheimnis der Elternschaft

Attraktivität, Sexualität und Jugend. Die Geschlechtsreife der Tochter bedeutet das Ende der eigenen Fertilität. Es ist die Ambivalenz, die in diesem Märchen vom Dornröschen sehr schön zum Ausdruck kommt, und es ist diese Ambivalenz, die wahrscheinlich in allen Familienbeziehungen die meisten Konflikte auslöst.

Die Geschlechtsreife der Kinder führt den Eltern aber auch ihre eigene Sexualität vor Augen. Auch wenn die Verdrängung über lange Jahre den Kindern das Bild reiner, unbefleckter, asexueller Eltern erhalten konnte, muß dieses Bild mit dem Erwachen der eigenen Sexualität, mit dem steigenden Triebdruck und der zunehmenden Ablösung von den Eltern zumindest ins Wanken geraten. Den Eltern wird das Geheimnis um ihr Geschlechtsleben und um die Elternschaft immer bedrückender bewußt, wie sich auch in Adoptivfamilien die Frage nach der Herkunft mit zunehmendem Alter der Kinder immer drängender stellt.

Mit der Geschlechtsreife der Kinder erhält auch die sexuelle Beziehung der Eltern eine andere Bedeutung. Sie werden an das nahende Alter, das Ende ihrer Fertilität erinnert; außerdem sehen Adoptiveltern, die selbst infertil blieben, daß ihre Kinder jetzt am Beginn ihres eigenen Geschlechtslebens stehen. Welche Fülle an Konflikten, an Neid und Rivalität muß da aktiviert werden! In sogenannten normalen Familien ist es bereits schwer, mit dem Geschlechtsleben und der Ablösung der Kinder zurechtzukommen, wie schwer muß es dann in solchen besonderen Situationen sein.

Ödipus. Die Fülle an Konflikten verdeutlicht der Mythus von Ödipus, der daher seine universelle Bedeutung erhalten konnte. Laios, Ödipus' Vater, hatte ursprünglich eine homosexuelle Beziehung zu Chrysippos, die er aufgeben mußte, um Iokaste zu ehelichen. Die Ehe blieb lange Jahre kinderlos. Laios befragte das Orakel, das ihm verkündete, daß sein scheinbares Unglück sein Heil sei. Das Kind, das ihm Iokaste gebären würde, würde sein Mörder sein. Daraufhin verstieß er Iokaste, der es jedoch gelang, ihn zu verführen; und sie wurde tatsächlich schwanger. Als das Kind geboren war, entriß es Laios den Armen seiner Amme und setzte es mit durchbohrten Füßen im Gebirge aus. Ödipus wurde schließlich von Polybos und Periboia aufgezogen, die ihm seine Herkunft verheimlichten. Deshalb befragte er das delphische Orakel, das ihm voraussagte, daß er seinen Vater töten und seine Mutter heiraten werde. Da Ödipus seine Eltern sehr liebte, beschloß er, nie wieder zu ihnen zurückzukehren. Das Ende kennen wir.

Für uns ist dieser Teil des Mythus interessant, der die unfruchtbare Ehe beschreibt, die List Iokastes, schließlich doch noch, gegen den Willen des Laios und zu seinem Unheil, zu einem Kind zu kommen, dann die adoleszente Krise von Ödipus in der Ablösung von seinen Pflegeeltern, vor denen er fliehen muß, obwohl und weil er sie liebt, um mannbar zu werden, ohne Unheil über sie zu bringen; all das paßt zum vorliegenden Thema.

Die Position des Mannes ist durch die Geburt eines Kindes bedroht, der Schoß seiner Gemahlin gehört nicht mehr ihm allein, sondern auch dem Kind. Diese Ambivalenz führt bei den Männern zu Sexualstörungen, die eine Impotentia coeundi bis hin zur Infertilität bewirken können (d.h., der Frau Penis und Samen vorenthalten).

Die Vorstellung, von der Frau zu einem Kind überlistet zu werden, ist nicht ungewöhnlich. Die Frau raubt dem Mann dann das Kind. Es wird gegen seinen Willen geboren. Wie sehr muß die Mutter ein solches Kind, Zeichen ihrer Macht und List über den Mann, lieben.

Der Jüngling Ödipus litt am Familiengeheimnis um seine Herkunft. Um die Wahrheit herauszufinden, muß er selbst ein Mann werden, seine Eltern verlassen, seinen Vater entthronen. Die Fragen an das Orakel beantworten heißt, um das Geheimnis des Lebens zu wissen. Er wurde nicht nur der Gemahl seiner Mutter Iokaste, er nahm auch den Königsthron ein.

Die Vorstellung einer IVF, homolog oder heterolog, entspricht einer weiblichen Phantasie von der Allmacht, ohne Mann ein Kind empfangen zu können. Der Mann wird durch die Zeugung, die er nicht selbst durchführt, entthront.

Gleichgültig welchen Mythus wir der Zeugung, der Schwangerschaft und der Geburt zugrunde legen, es geht bei beiden Geschlechtern um Phantasien von Allmacht. Das gegen göttliche und menschliche Widerstände geborene Kind muß allen Wünschen und

Phantasien der Eltern gerecht werden, alle narzißtischen Bedürfnisse der Eltern erfüllen und doch nicht mehr oder besser sein als sie selbst.

Die Ohnmacht, die hinter diesen Omnipotenzphantasien steckt, ist leicht zu erkennen, wenn wir uns vor Augen halten, wie sehr es in der Mythologie immer wieder darum geht, den Vater zu besiegen, über die Mutter zu triumphieren und schließlich den Platz der Eltern einzunehmen. Die diese Vorstellung begleitenden Schuldgefühle sind die Furien, die Ödipus bis zur Blendung treiben.

Theresias mußte übrigens erblinden, weil er die Paarung zweier Schlangen beobachtete. Dies führe nämlich zur „weiblichen Krankheit", wie Herodot die Homosexualität nannte. Die Blendung ist also nicht nur Impotenz und Kastration, sondern auch Homosexualität, die wiederum mit einer ungelösten, höchst ambivalenten Mutterbindung in Zusammenhang steht.

Dabei wird die Geschlechtsdifferenz verleugnet, nichts soll an den Geschlechtsunterschied erinnern. Zugleich symbolisiert die Paarung der Schlangen die Urszene, die das Kind miterlebt, ohne zu begreifen, was sich abspielt, ohne den wirren Knäuel auflösen zu können, wodurch eine Differenzierung möglich gemacht würde.

Die Verleugnung des Geschlechtsunterschiedes geht wiederum häufig mit der Phantasie von der phallischen Frau einher, die alle Macht und alles Wissen um Zeugung, Schwangerschaft und Geburt und damit letztlich um den Tod besitzt.

Pallas Athene. Das Gegenstück zum „Pater incertus" ist der Mythus um die Geburt von Athene. Athene, die Zeus aus dem Kopf sprang, symbolisiert die Weisheit, die somit dem Manne eigen ist. Nach Hesiod war Athene die parthenogene Tochter der Metis, einer Titanin, die über alles Wissen und die Weisheit regierte. Zeus verschlang die Schwangere, um sich der Weisheit zu bemächtigen, und somit bemächtigte sich die Männerwelt der Weisheit. (Orale Zeugungs- und Geburtsphantasien finden sich in den Träumen und Vorstellungen von Kindern und neurotischen Erwachsenen wieder.) Wenn Zeus die Schwangere verschlingt und er schließlich das Kind gebiert, ist es völlig unerheblich, wer die Mutter des Kindes ist. Der Vater ist ihm Mutter und Vater zugleich. Der Vater ist endlich „sicher". Pallas bedeutet übrigens Maid, Mädchen. Dieses Mädchen Athene, dem nur der Vater sicher ist, wird ihm mit all ihrer Weisheit dienen.

Platon identifiziert Athene wiederum mit der lybischen Göttin Neith, die einer Epoche angehörte, in der die Vaterschaft noch nicht anerkannt war. Es geht hier also um die Umkehrung des Mythus der Athene, nämlich die Umkehrung der Entmachtung der Mutter, denn sie ist es, die alles Wissen besitzt und der allein die Kinder eigen sind.

Heute leben wir nicht mehr in einer Welt, die von allmächtigen Göttern bevölkert ist, denen Kinder aus dem Kopf springen, die parthenogenetisch Kinder zur Welt bringen können. Die ältesten Wünsche und Phantasien der Menschheit sind in unserer Welt realisierbar geworden. Technischer Fortschritt und wissenschaftliche Erkenntnis vermitteln heute den Eindruck einer Beherrschung der Natur in einem Ausmaß, wie es nie zuvor möglich war. Narzißtische Vollkommenheitsvorstellungen scheinen zur Realität zu werden, und doch können die Menschen nicht Herr über ihre Triebhaftigkeit werden oder sich die Triebe in nennenswertem Maße dienstbar machen.

Im Falle der Infertilität gelingt es, diese Triebe mit Hilfe neuer Technologien zu verleugnen, nicht aber sie aufzugeben, was dem eigentlichen Wunsch nach Allmacht entsprechen würde. Die Desexualisierung des Zeugungsvorganges dient dann letztlich der Aufrechterhaltung der infantilen Phantasie von den reinen, unbefleckten Eltern, die idealisiert und einem göttlichen Paar gleich zu einem Kind kommen: so wie die Tochter des Pharao Moses im Körbchen aus dem Nil fischt oder in unserem Kulturkreis der Storch das Kind bringt oder durch die unbefleckte Empfängnis Mariens Jesus geboren wird.

Das infertile Paar in der heutigen konkreten Situation

Wenn wir nun aus der Welt der Mythen wieder in die Praxis und das Behandlungszimmer zurückkehren, müssen wir uns zunächst einmal in das Paar einfühlen, das mit dem Wunsch nach Hilfe kommt. Unfruchtbarkeit bedeutet für beide Partner zunächst eine schwere narzißtische Kränkung. Beide können nicht das werden, was ihre Eltern waren, nämlich Vater und Mutter. Für die Frau hat die Schwanger-

Das Geheimnis der Elternschaft

schaft und das erhoffte Kind eine nicht zu unterschätzende zusächliche Bedeutung: Sie vermitteln ihre Macht im Sinne einer phallischen Macht, die ihr aber letzten Endes der Mann schenken muß. Sie schenkt ihm dafür das Kind. Sehr häufig trifft man Frauen, die all ihr Selbstwertgefühl, ihre narzißtische Integrität am stärksten in der Schwangerschaft empfinden. Nie fühlen sie sich physisch und psychisch besser, vollständiger als in der Schwangerschaft. Dieses Gefühl läßt sich oft in der Stillzeit fortsetzen. Die Mutter kann dann ganz körperlich die enge Verbindung zum Kind aufrechterhalten. Die Brust selbst hat in den Phantasien der Männer und der Frauen einen deutlichen phallischen Charakter. Sehr kleine Kinder (im 2. Lebensjahr) bezeichnen oft die Brust der Mutter und das männliche Genitale mit demselben Wort. Lange vor der Geburt ist das Kind also bereits in großem Maße narzißtisch besetzt, wie erst, wenn es auf der Welt ist! Alles, was mit den eigenen narzißtischen Vollkommenheitsvorstellungen der Mutter nicht übereinstimmt, wird ihr Konflikte verursachen und damit wahrscheinlich auch dem Kind.

Wenn wir uns jetzt die Situation einer Frau vor Augen halten, die nach vielen Mühen und unangenehmen Erfahrungen ein Kind durch die IVF empfängt, wird die narzißtische Besetzung des Kindes, aber wahrscheinlich auch die Ambivalenz eine noch größere Rolle spielen. Das Kind erinnert die Mutter an ihre Unfähigkeit, auf natürliche Weise schwanger zu werden. Wir wissen, wie wichtig es für viele Frauen ist, leicht empfänglich zu sein, und wie beunruhigt sie auf jede Unregelmäßigkeit des Zyklus reagieren, wenn beispielsweise die Blutung schwächer oder seltener einsetzt. Unter der Einnahme von oralen Kontrazeptiva gibt es gar nicht selten Frauen, die sich darüber beklagen, daß die Blutungen schwächer als normal ausfallen. Die Schwangerschaft nach IVF und Embryonen-Transfer wird der Mutter das Gefühl vermitteln, ohne Zutun des Vaters schwanger geworden zu sein. Dem liegt die archaische Phantasie zugrunde, eben auch ohne Mann, parthenogenetisch zu einem Kind zu kommen, was den phallischen Charakter des Kindes in der Phantasie der Mutter nur noch verstärkt.

Andererseits ist der Vater vielleicht tatsächlich nicht in der Lage, auf natürlichem Wege ein Kind zu zeugen. Auch für ihn bedeutet dies eine schwere narzißtische Kränkung, eine Bestätigung seiner Impotenz- und Kastrationsängste. Den Schoß der Frau besitzt dann in erster Linie das Kind, nicht er.

Der Dritte in diesem Bunde ist aber der Arzt, der – wie bereits erwähnt – auch nicht frei von Phantasien sein kann und im Verhältnis zwischen den beiden Partnern eine sehr wichtige Rolle spielen muß. Er muß die zukünftigen Eltern nicht nur auf die medizinischen Konsequenzen einer IVF vorbereiten, er muß auch in der Lage sein, mit den Phantasien und Erwartungen der Eltern umzugehen, um sie vor Krisen und schweren narzißtischen Kränkungen zu bewahren.

Im Grunde sind alle bisher angeführten Konflikte und Probleme in jeder normalen Familie zu finden. Jede der Ablösungsphasen des Kindes, ob es sich nun um die Geburt, die Brustentwöhnung, den Übergang vom Säugling zum Kleinkind, zum Schulkind und schließlich zur Adoleszenz handelt, geht mit Krisen und Konflikten für alle Beteiligten einher. Jeder dieser Entwicklungsschritte muß schließlich zu einer Entidealisierung der Eltern und zur Ablösung führen.

Wenn nun die Eltern ein bedeutsames Geheimnis zu bewahren haben, das ihr Geschlechtsleben betrifft, nämlich ihre Infertilität, können diese Konflikte aggraviert werden. In jeder Familie ist das Geschlechtsleben der Eltern eine geheimnisvolle Angelegenheit, die mit Ängsten und Unsicherheiten einhergeht und die mit der Entwicklung der Sexualität der Kinder untrennbar verbunden ist.

Die Beziehung der Eltern zu den Kindern ist immer ambivalent, Neid und Rivalität sind wichtige Komponenten der negativen Gefühle der Eltern den Kindern gegenüber. Sie sind immer von heftigen Schuldgefühlen und letztlich auch Aggressionen begleitet. Eltern bemühen sich doch, ihrem Kind alles zu geben, wovon sie je geträumt haben, sie wollen ihm alles nur Erwünschte ermöglichen. Dafür sind sie selbst bereit, auf einiges zu verzichten und Einschränkungen auf sich zu nehmen. Bereits daher rühren Gefühle wie Neid und Rivalität. Es ist oft sehr schwer für sie zu ertragen, daß die Kinder über Fähigkeiten verfügen, welche sie nicht haben, auch wenn die Eltern dies durch Identifikation mit dem Kind als narzißtische Gratifikation erleben können – aus dem Gefühl heraus, daß das Kind auch Teil ihrer selbst ist. Allerdings sind diese Gefühle von Neid und Rivalität noch

Das Geheimnis der Elternschaft

schwerer zu ertragen und zu bewältigen, wenn sie eine so wichtige Sphäre wie die Sexualität betreffen. Die Adoleszenz ist ohnedies mit großen Krisen verbunden, die mit dem erwachenden Geschlechtsleben der Kinder und der zunehmenden Entidealisierung der Eltern durch die Kinder einhergeht. Die Idealsierung in früheren Jahren ist für die Eltern in manchen Entwicklungsphasen etwas sehr Schönes und Bereicherndes. Diese bedingungslose Liebe und Bewunderung, die den Eltern durch die Kinder zuteil wird, können sie sonst durch nichts und niemanden erleben; um so schmerzhafter wird dann die Ablösung. Das Kind, das die Mutter liebte und den Vater verehrte, ist plötzlich voller Verachtung und Wut über diese geliebten Eltern. Die Rivalität des Sohnes mit dem Vater, der Tochter mit der Mutter wird offener, die Eltern fühlen sich hilflos und gekränkt: selbst unverstanden, verstehen sie ihre Kinder nicht mehr.

Im Zuge der Entidealisierung der Eltern sind die Kinder allen Familiengeheimnissen auf der Spur. Mit welcher Unsicherheit und Furcht werden die Eltern das Geheimnis ihrer Infertilität hüten müssen, um nicht als impotenter Vater oder unfruchtbare Mutter dazustehen, die bereits alt werden und das Leben zu einem großen Teil hinter sich haben.

In der Arbeit mit solchen Eltern ist es wichtig zeigen zu können, daß alle auftretenden Konflikte in allen nur möglichen Konstellationen in jeder Familie vorkommen, daß sie von Beginn der Menschheitsgeschichte an zum Leben der Menschen gehören.

Um Zeugung und Schwangerschaft entmythologisieren zu können, muß sich der Arzt über seine mythologische Funktion im klaren sein. Wenn er seine eigenen Omnipotenzgefühle nicht begreift, wird er seine Rolle als Dritter im Bunde nicht verstehen können. Er wird zwar dem infertilen Paar zu einem Kind verhelfen, er wird sie aber nicht in die Lage versetzen können, fähige Eltern zu sein, die ihre Elternfunktionen für sich und das Kind befriedigend ausüben können.

Literatur

1. Abraham K (1908) Traum und Mythos. Eine Studie zur Völkerpsychologie. In: Psychoanalytische Studien, Bd. 1. S. Fischer, Frankfurt/M
2. Blos P (1978) Adoleszenz. Klett, Stuttgart
3. Freud A (1949) Über bestimmte Schwierigkeiten der Elternbeziehung in der Vorpubertät. In: Die Schriften der Anna Freud, Bd. IV. Kindler, München
4. Freud S (1908) Über infantile Sexualtheorien. GW VII. S. Fischer, Frankfurt/M
5. Freud S (1909) Der Familienroman der Neurotiker. GW VII. S. Fischer, Frankfurt/M
6. Freud S (1909) Analyse der Phobie eines fünfjährigen Knaben. GW VII. S. Fischer, Frankfurt/M
7. Freud S (1939) Der Mann Moses und die monotheistische Religion. GW XVI. S. Fischer, Frankfurt/M
8. Devereux G (1981) Baubo. Die mythische Vulva. Syndikat, Frankfurt
9. Klossowski P (1979) Kultische und mythische Ursprünge gewisser Sitten der römischen Damen. Merve, Berlin
10. Rank O (1922) Der Mythos von der Geburt des Helden. Deuticke, Wien
11. Ranke-Graves R (1984) Griechische Mythologie. Rowohlt, Hamburg
12. Ranke-Graves R (1986) Hebräische Mythologie. Rowohlt, Hamburg

Kinderwunsch bei sterilen Ehepaaren: Einige psychodynamische Hypothesen

L. Jeker, G. Micioni, M. Ruspa, M. Zeeb und A. Campana

Verschiedene Psychologen haben postuliert, daß Infertilität eine spezifische Funktion haben könnte für das psychologische Equilibrium der Person, oder sogar eine somatische Abwehrreaktion gegen den Streß von Schwangerschaft und Mutterschaft sei.

Psychiater und Psychoanalytiker, die bei infertilen Frauen Psychotherapien durchgeführt haben, sind darüber einig, daß die Einstellung zur Schwangerschaft in vielen Fällen sehr konflikthaft ist und daß der bewußte Wunsch nach einem Kind nicht immer mit den unbewußten, untergründigen Tendenzen übereinstimmt. Kinderwunsch und der Entschluß zu einem Kind seien zwei verschiedene Phänomene und die Motivationen für oder die Ängste vor einem Kind können in der Psychogenese des Individuums ihren Ursprung haben. Die zwiespältigen Gefühle einem Kind gegenüber sollen vor dem Hintergrund individueller Lebensschicksale und Familienkonstellationen verstanden werden, die dem gegenwärtigen somatischen Leiden einen Sinn geben und helfen können, das Leiden zu verstehen.

Von diesen Annahmen sind wir ausgegangen, um die psychologischen Hypothesen unserer Studie, die wir hier präsentieren, zu formulieren, nämlich, daß in infertilen Ehepaaren traumatische Lebenserfahrungen und/oder pathologische bzw. konflikthafte Familienverhältnisse der Ursprung für unbewußte Schwangerschaftsängste oder Elternschaftsvermeidungen sein können.

Eine weitere Frage, die wir uns gestellt haben, betrifft ein eventuelles Verhältnis zwischen der Schwere der organischen Sterilität (reversible oder irreversible Infertilität) und der psychologischen Einstellung zum Kinderwunsch. Hier hatten wir keine eindeutigen Literaturreferenzen.

Dennoch erwarteten wir, daß Motivationskonflikte gegenüber dem Kinderwunsch häufiger seien in den Fällen, wo keinerlei gynäkologische oder andrologische Infertilitätsfaktoren gefunden werden konnten. Mit anderen Worten, bei idiopathischer Sterilität sollte die Existenz eines psychogenen Faktors als Hindernis für den Eintritt einer Schwangerschaft möglich sein.

Für unsere Studie wurden beide Partner auf die gleiche Art und Weise psychologisch untersucht, obwohl wir wissen, daß Schwangerschaft und Mutterschaft eine Phase des organischen Wachstums und der psychosexuellen Entwicklung der Frau ist, sodaß die Bestätigung unserer Hypothesen eher beim weiblichen als beim männlichen Partner erwartet werden konnte.

Für ein psychodynamisches Interview wurden 164 Ehepaare ausgewählt, die unsere Abteilung in den letzten zwei Jahren zum ersten Mal konsultiert hatten.

Grundlage jedes Interviews war die Anwesenheit und die Zustimmung beider Partner. Von der Studie ausgeschlossen wurden jene Paare, die unsere Abteilung mit dem Wunsch nach einer artifiziellen Insemination mit Spendersamen aufsuchten.

Das durchschnittliche Alter der Frauen lag bei 32 Jahren und das der Männer bei 36 Jahren.

Die durchschnittliche Dauer der Infertilität lag bei 5 Jahren [1-18] und die durchschnittliche Dauer der Ehe bei 5 1/2 Jahren [2-20].

Das Schulbildungsniveau unseres Kollektivs war höher als das der gesamten Referenzbevölkerung. Es ist erwähnenswert, daß weniger als 10% unserer Patientinnen Hausfrauen waren.

Andrologische Infertilitätsfaktoren waren häufiger vorhanden als gynäkologische, und in 5% der Paare konnte keine organische Ursache diagnostiziert werden (Tabelle 1).

Ein Infertilitätsfall war zurückzuführen auf eine impotentia coeundi des Ehemannes als Folge einer Scheinschwangerschaft seiner Frau.

In etwa 30% der Paare war gleichzeitig ein Infertilitätsfaktor bei dem Mann und der Frau vorhanden.

Kinderwunsch bei sterilen Ehepaaren:

Tabelle 1

Sterilitätsursache	Zahl der Paare	%
Andrologisch	62	37,8
Gynäkologisch	43	26,2
Andrologisch und gynäkologisch	49	29,9
Unbekannt	9	5,5
Sexuelle Dysfunktion	1	0,6

Bei den Frauen lag in mehr als 80% eine primäre Sterilität vor. Bei 15% fand sich eine sekundäre Sterilität und in 4% eine primäre Infertilität.

Bei fast der Hälfte der Patientinnen konnten keine Fertilitätsstörungen diagnostiziert werden; bei ca. 40% war eine kurable und reversible Infertilitätsursache vorhanden und bei rund 20% handelte es sich um einen nicht behebbaren Tubenfaktor bei Frauen, die uns wegen einer In-vitro-Fertilisierung konsultiert hatten.

Das Interview wurde vom Psychologen direkt anschließend an die klinische Konsultation durchgeführt.

Das Ehepaar wurde mit dem Ziel des Interviews vertraut gemacht. Der Psychologe führte das Interview in Richtung auf spezifische anamnestische und familiäre Inhalte, von denen angenommen wird, daß sie in bezug auf den emotionalen Prozeß der Elternrolle eine wichtige Rolle spielen können (Tabelle 2).

Die familiäre und persönliche Geschichte beider Partner wurde diskutiert, sowie das wechselseitige Verstehen, die zwischenmenschliche (eheliche) Beziehung und die sexuelle Befriedigung des Paares.

Elternschaft fordert und bringt Wandel auf verschiedenen Ebenen. Der Psychologe diskutierte mit beiden Partnern die Vorstellungen und Erwartungen im Hinblick auf diesen Wandel, mit besonderer Berücksichtigung des Körperbildes für die Frauen und die vorhandenen Vorstellungen für die Übernahme der Elternrolle bei beiden Partnern. Die Bedeutung des Kindes in bezug auf das ursprüngliche Elternbild beider Partner, auf ihre zukünftige persönliche Entwicklung und in bezug auf das psychodynamische Verhältnis innerhalb der Paarbeziehung wurde besprochen.

Tabelle 2. Beratungspunkte der psychologischen Konsultation

1. Persönliche und Familiengeschichte
2. Beziehung zu eigenen Eltern
3. Vorstellung von Partner- und Elternschaft in der Jugend
4. Einstellung zur Pubertät, Menarche und ersten sexuellen Erfahrungen
5. Partnerbeziehung(en) und erwartete Fertilität
6. Persönliches und partnerschaftliches Sexualverhalten
7. Motivation und Intensität des Kinderwunsches
8. Fantasien über das erwartete Kind
9. Reaktionen auf die Diagnose »Infertilität«
10. Umgang mit Infertilität gegenüber Außenstehenden
11. Schwangerschaft, Elternschaft und Änderung der sozialen Situation
12. Gegenwärtige Erwartungen betreffend weitere Untersuchungen und evtl. Therapien
13. Alternative Lösungen (Kinderlosigkeit, Adoption)
14. Bedarf oder Notwendigkeit an weiteren psychologischen Beratungen.

Die durch das Interview erhaltenen Informationen wurden auf einem Fragebogen eingetragen. Die emotionalen Aspekte dieser Inhalte wurden nach dem psychoanalytischen Modell interpretiert.

Die Affekte, die unbewußten Schutz- oder Abwehrvorgänge, welche die Elternrollen-Identifizierung begleiteten, erlaubten dem Psychologen eine psychodynamische Hypothese über die Motivationsqualität des Kinderwunsches zu formulieren.

Wir klassifizierten als:

- harmonisch oder normal (N) den Kinderwunsch bei jenen Patienten, die ihre Motivation sowie die Bedeutung und Vorstellung der Elternschaft klar definieren konnten, nicht unbewußt konfliktbeladen waren und mit den aktuellen therapeutischen Möglichkeiten übereinstimmten;
- ambivalent oder konflikthaft (C) den Kinderwunsch bei denjenigen, die unbewußte Ambivalenzen oder einen starken Mangel an Selbstwertgefühl in bezug auf die Verantwortlichkeit der Elternschaft zeigten und
- als stark konflikthaft (HC) den Kinderwunsch bei jenen Patienten, welche starke Motivationskonflikte in bezug auf eine Elternschaft

Kinderwunsch bei sterilen Ehepaaren:

oder einen unbewußten Wunsch zur Vermeidung einer Konzeption zeigten.

Der Kinderwunsch ist als harmonisch klassifiziert worden bei rund einem Viertel der Patienten, als konflikthaft bei etwa der Hälfte von ihnen und als stark konflikthaft beim übrigen Viertel der Patienten.

Ein harmonischer Kinderwunsch war nur in 15% der weiblichen Patienten vorhanden, aber in 40% der männlichen.

Dagegen war das Vorkommen eines stark konflikthaften Kinderwunsches bei den Frauen mehr als doppelt so häufig (40%) als bei den Männern (Tabelle 3).

Die Verteilungsdifferenz zwischen den beiden Geschlechtern war hoch signifikant.

Die psychologische Klassifikation wurde von zwei unabhängigen Psychologen durchgeführt und die Übereinstimmung lag bei 81%.

Wenn man bedenkt, daß dieselben Kriterien bei beiden Geschlechtern angewendet wurden, so führen diese Ergebnisse zu einer ersten Beobachtung, nämlich, daß fast die Hälfte unseres weiblichen Kollektivs schwere Konflikte in bezug auf die Mutterschaft zeigte, d. h., diese unbewußt verweigerte.

In Tabelle 4 haben wir die Partner nach Paaren gruppiert und nach ihren psychologischen Diagnosen aufgelistet.

Nur bei ca. 10% der Paare war die Qualität des Kinderwunsches bei beiden Partnern als normal einzustufen. In der Mehrheit der Fälle war die Qualität des Kinderwunsches bei den Partnern deutlich un-

Tabelle 3. Kinderwunsch bei 164 Paaren

	Weiblich		Männlich		Total	
	%	n	%	n	%	N
Harmonisch	14,7	(24)	40,2	(66)	27,4	(90)
Konflikthaft	45,1	(74)	44,5	(73)	44,9	(147)
Sehr konflikthaft	40,2	(66)	15,3	(25)	27,7	(91)
Total	100,0	(164)	100,0	(164)	100,0	(328)

terscheidbar; nur in 5% der Paare war der Kinderwunsch stark konflikthaft bei beiden Partnern.

Es ist erwähnenswert, daß 2/3 der Frauen, deren Kinderwunsch als normal klassifiziert war, mit Partnern verheiratet waren, die auch einen normalen Kinderwunsch zeigten.

Gemäß der psychologischen und klinischen Diagnose waren bei den Frauen mit idiopathischer Sterilität alle bis auf 2 Frauen als stark konflikthaft eingestuft worden. Ebenso zeigte etwa die Hälfte der Patientinnen der stark konflikthaften Gruppe keinerlei Infertilitätsfaktoren.

Hingegen waren alle Patientinnen mit irreversibler Sterilität, außer in 3 Fällen, entweder harmonisch oder konflikthaft in ihrem Kinderwunsch. Die Verteilungsdifferenz der 3 psychologischen Gruppen nach der klinischen Diagnose war hoch signifikant.

Bei den Männern zeigte mehr als die Hälfte der Patienten mit normaler Samenanalyse auch einen normalen Kinderwunsch. In den Fällen, bei denen eine Oligo-Astheno- und/oder Teratozoospermie vorhanden war, zeigten sich sogar mehr als 80% der Patienten auch harmonisch gegenüber dem Kinderwunsch eingestellt.

Tabelle 4. Verteilung der Kinderwunschqualität auf die Partner

Kinderwunsch		N (Paare)	%
Weiblich			
C	C	33	20,1
HC	C	33	20,1
C	N	25	15,2
HC	N	25	15,2
C	HC	16	9,8
N	N	16	9,8
HC	HC	8	4,9
N	C	7	4,3
N	HC	1	0,6
Total		164	100,0

N, normal, harmonisch; *C*, konflikthaft; *HC*, sehr konflikthaft

Kinderwunsch bei sterilen Ehepaaren:

Dadurch war in der Männergruppe keine Korrelation zwischen psychologischer und klinischer Diagnose darstellbar.

Die Ergebnisse dieser ersten Studie führen uns zu folgenden provisorischen Schlußfolgerungen:

1. Unsere Grundhypothese über emotionale Konflikte bei infertilen Paaren im Hinblick auf den Kinderwunsch fand ihre Bestätigung bei dem weiblichen Kollektiv, jedoch nicht bei den männlichen Partnern.
2. Das Verhältnis zwischen klinischer und psychologischer Diagnose entsprach den Erwartungen wiederum nur bei den Frauen: Patientinnen mit einer irreversiblen Sterilität zeigten selten unbewußte Ambivalenz oder emotionale Konflikte hinsichtlich des Kinderwunsches.

Patientinnen mit eher kurablen Infertilitätsfaktoren oder mit ungeklärter Infertilität waren einer Mutterschaft gegenüber eher konfliktbeladen eingestellt, in einigen Fällen lehnten sie diese sogar unbewußt ab.

Die kleine Fallzahl unseres Kollektivs erlaubt uns nicht, definitive Schlußfolgerungen zu ziehen. Weitere Studien und Beobachtungen sind erforderlich, um diese ersten Ergebnisse entweder zu bestätigen oder in Frage zu stellen.

Nichtsdestoweniger glauben wir annehmen zu können, daß Infertilität auch als eine psychosomatische Manifestation innerer Konflikte einem Kinderwunsch gegenüber verstanden werden soll, die in der persönlichen Geschichte der Patienten und vor allem der Patientinnen begründet liegen.

Demzufolge scheint es notwendig, daß ein psychologisches Gespräch mit infertilen Paaren ein fester Bestandteil der Infertilitätsabklärung wird.

Die psychologische Beurteilung des Kinderwunsches steriler Ehepaare kann eine sehr wertvolle Hilfe für den Gynäkologen sein, um nicht sinnvolle Therapien zu vermeiden.

Literatur

1. Benedek T (1952) Infertility as a psychosomatic defense. Fertil Steril 3: 527
2. Benedek T (1970) The psychobiologic approach to parenthood. In: Anthony EJ, Benedek T (eds.). Parenthood. Little, Brown and Company, Boston
3. Bydlowski M (1978) Les enfants du désir. Le désir d'enfant dans sa relation à l'inconscient. Psychan Université 4: 59
4. Bydlowski M (1983) A mother's wish for a child. Psychoanalytical viewpoint. In: Dennerstein L and De Senarclens M (eds.). The young woman. Excerpta Medica, Amsterdam
5. Dayan-Lintzer M, Bydlowski M (1985) La double écoute du somaticien et du psychanalyste face à la stérilité. In: Pasini W et al.: Les enfants des couples stériles. ESF, Paris
6. Deutsch H (1945) The psychology of women: A psychoanalytic interpretation. Vol. 2, Grune and Stratton, New York
7. Eisner BG (1963) Some psychological differences between fertile and infertile women. J Clin Psychol 19: 391
8. Freud S (1957) On narcissism: An Introduction (1914). In: Freud S. The Standard Edition complete psychological works. Vol. 14, Hogarth, London
9. Jeker L, Micioni G, Ruspa M, Zeeb M, Campana A (1986) La consultazione psicologica con la coppia sterile. Fertil Tribune I: 39
10. Kraft AD, Palombo J, Mitchell D, Dean C, Meyers S, Wright-Schmidt A (1980) The psychological dimensions of infertility. Amer J Orthopsychiat 50: 618
11. Palti Z (1969) Psychogenic male infertility. Psychosom Med 31: 326
12. Rubenstein BB (1951) An emotional factor in infertility: a psychosomatic approach. Fertil Steril 2: 80
13. Stauber M (1979) Psychosomatik der sterilen Ehe. Grosse Verlag, Berlin

Streß und Infertilität

P. Nijs und K. Demyttenaere

Einführung

In der Literatur findet man keine Untersuchung, die eine psychogene Ursache der ungeklärten Infertilität bei (Ehe-)Paaren nachweist. Es gibt jedoch in der täglichen Praxis zahlreiche Hinweise für eine solche Ursache, so daß man geneigt ist, auch ohne wissenschaftliche Beweise daran zu glauben. (Prof. Dr. med. J. Kremer. Abschiedsvorlesung, Utrecht, 27. August 1985). Die Beweisführung in der Psychosomatik bleibt für viele noch immer zweideutig. Jede Wissenschaft versucht, Zusammenhänge zu entdecken, um so Gesetzmäßigkeiten begreifen und therapeutisch besser eingreifen zu können. In der Psychosomatik gibt es zwei Typen von Zusammenhängen mit ganz unterschiedlicher Wertigkeit. Zum Beispiel gibt es auf der einen Seite die sexuelle Impotenz eines jungen querschnittgelähmten Mannes, auf der anderen Seite die sexuelle Impotenz eines Mannes, der mit der Diagnose seiner Infertilität konfrontiert wurde.

In beiden Fällen ist die Impotenz verständlich, hat allerdings eine sehr unterschiedliche Bedeutung.

Im ersten Fall handelt es sich um einen Kausalzusammenhang (kausal *erklären*), im zweiten Fall ist der Zusammenhang aus einer inneren Evidenz heraus verständlich (*verstehen*).

Die Naturwissenschaften arbeiten mit Kausalzusammenhängen, die Geisteswissenschaften mit Evidenzzusammenhängen.

Die Psychosomatik nimmt in dieser Hinsicht eine schwierige Sonderstellung ein: Sie arbeitet zugleich mit den Methoden der Naturwissenschaften und denjenigen der Geisteswissenschaften. Der Psychosomatiker muß zählen und er-zählen können: ein sonderbarer

Wissenschaftler, der seiner Forschung im Zick-Zack-Kurs nachgeht. Inwieweit kann Streß eine Infertilität verursachen? Inwieweit kann Infertilität bei den Partnern Streß verursachen? Beeinflussen oder verstärken sich Streß und Infertilität gegenseitig?

Dies sind Fragen, mit denen der Psychosomatiker nicht ohne Streß umgeht.

Streß und das Adaptationssyndrom

Der Streßbegriff nach Selye ist vielfach kritisiert worden. Selye erklärt den Begriff „Streß" auf physiologischer Ebene: „Streß ist eine nicht spezifische Antwort des Organismus auf gleichwelchen Stimulus (psychisch oder physisch)."

Nach Selye verläuft das Adaptationssyndrom unabhängig von dem Streßauslöser in 3 Phasen:

1. Alarmreaktion;
2. kurz darauf die Adaptationsreaktion;
3. Dekompensationsphase.

Dauert die Dekompensationsphase zu lang, kommt es zu einer Erschöpfung der Kompensationsmechanismen, die in der Folge die Erkrankung nach sich ziehen kann.

Streß und Infertilität

Inwieweit verursacht Streß (akut oder chronisch) Infertilität? Im Jahre 1978 haben Koninckx, Brosens et al. und Marik und Hulka das LUF(luteinized unruptured follicle)-Syndrom als eine Ursache der Infertilität bei Frauen mit ungeklärter Infertilität und Frauen mit Endometriose (Häufigkeit: 30–40%) beschrieben [9, 10, 11, 29].

Die Pathophysiologie des LUF-Syndroms ist noch unbekannt. Streß könnte hier in der Ätiologie eine Rolle spielen.

Streß und Infertilität

Tabelle 1. Mittelwerte und Streuung des Alters, der Ehedauer oder der Dauer der Infertilität in 3 Gruppen von Frauen. Gruppe I = LUF-Syndrom, Gruppe II = mechanische Infertilität ohne LUF-Syndrom, Gruppe III = nachgewiesene Fertilität [11]

	Gruppe I n = 10	Gruppe II n = 15	Gruppe III n = 11
Alter	29 (25–31)	28 (23–38)	26 (23–30)
Ehedauer (Jahre)	6 (3– 8)	7 (3,5–16)	3 (1– 4)
Dauer der Infertilität (Jahre)	4 (2– 7)	4 (1– 7)	

Wir haben versucht, diese Hypothese zu überprüfen und haben dazu drei Gruppen Frauen psychometrisch mit dem STAI-Test (State – Trait – Anxiety Inventory) [16] untersucht.

Gruppe I: 10 Frauen mit einem LUF-Syndrom;
Gruppe II: 15 Frauen mit einer mechanischen Infertilität;
Gruppe III: 11 Frauen mit normaler Fertilität (d.h. mit biphasischem Zyklus und mit wenigstens einem Kind, die innerhalb von 3 Jahren noch eine weitere Schwangerschaft planen) (Tabelle 1).

Der STAI-Test von Spielberger unterscheidet zwischen:
a) *State Anxiety* – Zustandsangst, d.h. der momentane Angstzustand, der fluktuiert und je nach Situation in der Aktivierung des neurovegetativen Nervensystems und im Streßerleben (situationsbedingtes Streßniveau) zum Ausdruck kommt; und
b) *Trait Anxiety* – die Streßdisposition, d. h. die Neigung der Person, stets mit mehr (oder weniger) Streß zu reagieren; ein permanenttypisches Merkmal: stress-prone-women [26, 27].

Die Testresultate zeigen, daß Frauen mit einem LUF-Syndrom eine statistisch signifikant höhere Streßdisposition zeigen. Die Frauen mit einem LUF-Syndrom sind eher „stress-prone-women" (trait anxiety) als Frauen mit mechanischer Infertilität: Sie sind streßempfindlichere Frauen (Tabelle 2).

Tabelle 2. Momentane Angst und Angstneigung (Trait-Anxiety) [11]. Mittelwerte ± Standardabweichung und Signifikanz zwischen den Gruppen (ANOVA und Scheffe's Test)

	Momentane Angst	Angstneigung
Gruppe I	51,3 ± 11,6	48,7 ± 12,9
Gruppe II	41,1 ± 10,6	38,1 ± 8,3
Gruppe III	33,5 ± 6,8	36,4 ± 5,9
F-Ratio	9,62	5,34
P-Wert	< 0,005	< 0,01
Signif. Unterschied zw. den Gruppen (Scheffe's Test)	Gr. I und Gr. II versus Gr. III	Gr. I versus Gr. II und Gr. III

Die Zustandsangst ist bei beiden Gruppen infertiler Frauen signifikant stärker als bei normal fertilen Frauen (beide Gruppen sind dem erhöhten momentanen Streß der Infertilitätsuntersuchung ausgesetzt).

Die Ergebnisse unserer Untersuchung machen die Behauptung wahrscheinlich, daß die streßempfindlichen Frauen mit einem LUF-Syndrom auf Streß reagieren. Darüber hinaus kann der chronische Streß der Infertilität und der Infertilitätstherapie durch den Mechanismus des LUF-Syndroms ebenfalls eine ergänzende Rolle in der Ätiologie der Infertilität spielen.

Diese Hypothese steht in Einklang mit den zahlreichen wohlbekannten, doch schwer zu erklärenden Erfahrungen in der Infertilitätssprechstunde.

Hierzu gehören die sogenannte „spontane Heilung". Es ist eine Tatsache, daß 30 % der Schwangerschaften bei Frauen, die zur Infertilitätsberatung kommen, während der Voruntersuchungen und vor Beginn der Therapie eintreten. Dies kann beispielsweise folgendermaßen erklärt werden: Nach einer Infertilitätsberatung nimmt der Streß ab, da man die, „die wissen", um Rat gebeten hat. Außerdem werden regelmäßig Schwangerschaften bei Frauen festgestellt, die aus unklarer Ursache als unfruchtbar abgestempelt wurden und die eine jahrelange Behandlung abgebrochen haben. Diese Frauen ste-

Streß und Infertilität

hen offenbar weniger unter Streß, da sie ihre Unfruchtbarkeit endlich akzeptiert haben.

Weiterhin berichtet Steppe über eine Reihe von Spontanschwangerschaften nach mißlungener In-vitro-Fertilisatin (IVF) (klinischpsychologische und psychometrische Untersuchung) [25].

1. 10 Patientinnen sind vor einer zweiten IVF-Behandlung schwanger geworden;
2. Alle 10 Patientinnen hatten vor, sich einer weiteren IVF zu unterziehen:
   – davon 6 nach   3 Monaten
   – davon 2 nach   6 Monaten
   – davon 2 nach 12 Monaten;
3. Alle bis auf eine Patientin hielten eine Schwangerschaft während dieses Zeitraums für unmöglich;
4. *In Wirklichkeit* hörte keine Frau mit der Behandlung auf.
   Sie unterbrachen sie lediglich und warteten auf den folgenden Eingriff.

In ihrem Empfinden machten sie wohl einen Unterschied:

a) *Aufschub entspricht Urlaub.* Es geht hier um die Frauen, die während der Entspannungsphase ruhig weiter auf das freudige Ereignis warten. Die Spannung, der Streß, die Verantwortung für ihre Schwangerschaft werden auf die nächste IVF-Behandlung und auf den Gynäkologen, der in ihren Augen zum „Baby-Macher" wird, verschoben.

Ihr Grad an Kummer um das Problem, schwanger zu werden, sinkt zu diesem Zeitpunkt auf Null. Die „Bogensehne" des Schwangerschaftswunsches ist nicht mehr angespannt, sondern steht in Ruhestellung. Für 3 Frauen wird diese Zwischenzeit zu einer Ruhepause (einer Atempause), während der sie *nicht mehr schwanger werden müssen*, denn das wird der Gynäkologe bei der nächsten IVF schon besorgen.

b) *Aufgeschoben ist aufgehoben.* Andere Patientinnen behalten die nächste Behandlung im Auge, aber durch eine zusätzliche Einwirkung von außen reißt die „Bogensehne" ihres Schwangerschaftswunsches, die schon längere Zeit bis auf das Äußerste angespannt war. Sie empfinden so: Jetzt muß es nicht mehr unbedingt geschehen, es braucht nicht mehr zu sein, getragen durch die Wirklichkeit, in der es doch geschehen wird.

Das Ventil öffnet sich plötzlich: die angestaute Aggressivität entweicht, der Druck sinkt merklich ab. Das *Persönlichkeitsprofil* dieser Frauen zeigt: überkompensierte Perfektion, Pünktlichkeit und Ordnung mit Ambivalenz.

Aus eigener Erfahrung wissen wir heute, daß spontane Schwangerschaften nicht nur bei idiopathischer Unfruchtbarkeit, sondern erstaunlicherweise auch in gewissen Fällen von eileiterbedingter oder sogar andrologischer Infertilität nach einem mißlungenen IVF-Versuch eintreten können.

Streß und Konzeptionsfähigkeit

Demyttenaere (in Zusammenarbeit mit der Abteilung für Andrologie, Leitung: Prof. Dr. Steeno) hat in einer prospektiven Studie 11680 Ehepaare während der Donor-Inseminationsbehandlung psychometrisch mit dem STAI-Test untersucht [4].

Die Ehepaare sind vor Beginn der Behandlung untersucht und danach bei jeder Donor-Insemination der Abteilung für Andrologie vorgestellt worden.

Tabelle 3. Trait (Mittelwert) bei Schwangerschaft im 1., 2., 3. u. 4. Zyklus [16]

Zyklus Nr.	N	Trait (inkl. Aborte)	N	Trait (ausgenommen Aborte)
1	16	32,06	12	30,25
2	14	36,14	13	35,92
3	10	37,30	7	37,14
4	6	37,80	6	37,80

Streß und Infertilität

Tabelle 4. Trait (Mittelwert) bei Schwangerschaft im 1., 2., 3. u. 4. Zyklus [16]

T-Test				Aborte ausgenommen		
Zyklus Nr.	N	Mittelw.	Standardab.	Varianz T	DF	Prob > !T!
1	12	30,25	5,10	ungleich −1,91	18,9	0,07
2	13	35,92	9,26	gleich −1,87	23,0	0,07
F' = 3,30 mit 12 und 11 DF PROB > F' = 0,05						
2	13	35,92	9,26	ungleich −0,38	18,0	0,70
3	7	37,14	4,98	gleich −0,32	18,0	0,75
F' = 3,46 mit 12 und 6 DF PROB > F' = 0,13						
1	12	30,25	5,10	ungleich −2,88	12,9	0,01
3	7	37,14	4,98	gleich −2,86	17,0	0,01
F' = 1,05 mit 11 und 6 DF PROB > F' = 1,00						

Die Resultate zeigen eine statistisch signifikante Beziehung zwischen der Angstdisposition (Trait Anxiety) der Frau als ein permanentes Merkmal vor Beginn der Behandlung und der Zeit, die bis zum Eintritt der Schwangerschaft benötigt wurde (Tabelle 3).

Je niedriger das Niveau der Trait Anxiety, desto schneller wird die Schwangerschaft erzielt. Ein statistisch signifikanter Unterschied konnte bereits zwischen dem 1. und 3. Zyklus (Tabelle 4) dargestellt werden.

In dieser Gruppe gab es 11 frühe Spontanaborte, wobei 8 von diesen 11 Frauen eine deutlich höhere Trait und State Anxiety zeigten als die übrigen schwangeren Frauen (nicht statistisch signifikant). Diese Frauen wiesen auch einen erhöhten neurotischen Streß auf [28].

Die aktuelle Zustandsangst (State Anxiety) nahm bei der gesamten Gruppe der 11680 Ehepaare vom Behandlungsbeginn an langsam bis zum 4.–5. Zyklus ab. Danach stieg die State Anxiety bei den Frauen allmählich wieder an (Abb. 1).

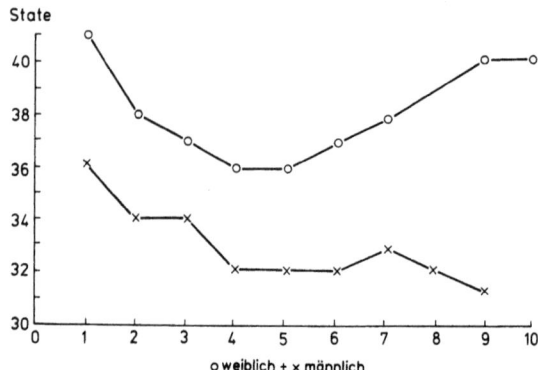

Abb. 1. Verlauf der State Anxiety [16]

Die State Anxiety ist bei den Frauen deutlicher zu demonstrieren als bei den Männern.

Der aktuelle Angstzustand während des 1., 2. und 3. Zyklus scheint, sofern die Frau in diesem Zeitraum schwanger wird, für die Konzeption keine Rolle zu spielen. Akute Schwangerschaftsangst ist also kein effektives Kontrazeptivum!

Schließlich ergab sich noch ein interessanter Befund bei einer kleinen Untergruppe von Frauen mit Ovulationsproblemen. Diese Frauen wurden hormonell stimuliert, und die klinische Erfahrung wurde wiederum bestätigt, daß diese Stimulierung (die glänzende „facies stimulata" nach P. Nijs) beim Paar Streß induziert: Hormonelle Stimulation reizt das Partnerverhältnis. Man kann diese Tatsache durch den STAI-Test verdeutlichen, der während der stimulierten Zyklen erheblich höhere Daten liefert als während der nichtstimulierten Zyklen (Abb. 2). Die interne Korrelation zwischen Trait Anxiety und State Anxiety liegt hoch (gamma = 0,67 – 0,77).

Wir können daher annehmen, daß eine hormonelle Stimulierung über Monate auch die Trait Anxiety (als Ausdruck von chronischem Streß) beeinflussen kann. Daraus ergibt sich die drängende Frage, inwieweit eine hormonelle Langzeitstimulation nicht die Chance eines fruchtbaren Zyklus durch iatrogen bedingten Streß sabotiert.

Streß und Infertilität

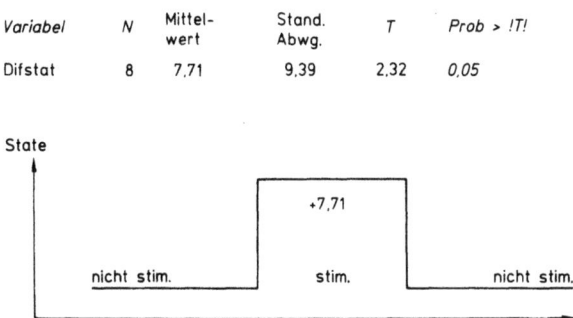

Abb. 2. State Differenz stimuliert versus nicht stimuliert [16]

Es gilt als bewiesen, daß emotionaler Streß eine Hyperprolaktinämie verursachen kann [9]. Diese funktionelle Hyperprolaktinämie kann die hypophysären prolaktinproduzierenden Mikroadenome erklären, die als organische Anpassung an eine chronisch gesteigerte Funktion anzusehen sind.

Parlodel (Bromocriptin) ein effektiver Prolaktinblocker, kann die Hyperprolaktinämie und den psychologischen Streß herabsetzen [2]. Andererseits sinkt der Prolaktinspiegel bei subfertilen Frauen durch autogenes Training [18], während Benzodiazepam die „stress-linked prolactin spikes" unterdrückt [6, 18].

Kauppila und Mitarb. (1984) haben bewiesen, daß Prolaktinerhöhungen am Zyklusbeginn die Ovulation im darauffolgenden Zyklus beeinträchtigen können [7]. Die Einnahme von Metoclopramid während der ersten 10 Tage des Zyklus verursacht bei Primaten in mehr als 50 % der Fälle Ovulationsstörungen (LUF-Syndrom) im darauffolgenden Zyklus. Wird Metoclopramid einige Tage später eingenommen, verläuft der folgende Zyklus normal. Die Analogie zu der Situation liegt nahe, in der Frauen beim Eintreten der Menstruation so unter Streß geraten, daß sie die folgende Ovulation dadurch „in Gefahr bringen". Wir können daher die Hypothese formulieren, daß bei Frauen im Streß die Enttäuschung über die eintretende Menstruation den Prolaktinspiegel ansteigen läßt und die folgende Ovulation damit negativ beeinflussen kann (möglicherweise durch ein LUF-Syndrom – Koninckx, Nijs et al., 1984) [16].

Durch diese Hypothese wird eher verständlich, daß Frauen während der Untersuchungen für die Zeit der nächsten möglichen Menstruation um Tranquilizer baten, weil das – was sie dem Untersucher mitteilten – „wesentlich günstigere Bedingungen" für die Streßforschung schaffen würde.

Streß und fruchtbarkeitsreduzierendes Verhalten

Chronischer Streß kann das Verhalten in der Weise beeinflussen, daß dadurch die Fruchtbarkeit des Paares sabotiert wird.

Chronischer Streß und gestörtes Sexualverhalten

So gibt es einen engen Zusammenhang zwischen chronischem Streß und Libidoabnahme. Eine Untersuchung konnte zeigen, daß chronischer Streß bei Intellektuellen in verantwortungsvoller Tätigkeit (z.B. auch Professoren) zu einem weniger aktiven und befriedigenden Sexualleben führen kann. Infertile Paare versuchen auch mit einem regelrechten Vermeidungsverhalten (kein Koitus = Verlangen in der fertilen Periode), den monatlichen Streß während der immer wiederkehrenden Menstruation zu umgehen.

Chronischer Streß und Rauchen

Rauchen während der Schwangerschaft ist sowohl für die Frau als auch für den Feten schädlich; bekanntlich sind das Risiko einer Fehlgeburt und die perinatale Sterblichkeit bei Raucherinnen erhöht. Durch starkes Rauchen des Vaters wird ebenfalls die Mißbildungsgefahr mehr als verdoppelt [22].

Außerdem muß man in diesem Zusammenhang die Frage stellen, inwieweit die Fruchtbarkeit vermindert ist, wenn eine Frau Raucherin ist. Läßt sich der Eintritt einer ersehnten Schwangerschaft bei einer Raucherin schwieriger oder später beobachten als bei einer Nichtraucherin? Baird und Wilcox haben diese Frage untersucht [1]. Sie haben versucht herauszufinden, ob rauchende Frauen eine verminderte Fruchtbarkeit aufweisen. Sie sammelten neben vielen anderen Informationen auch Daten über die Rauchgewohnheiten von Frauen und die Anzahl der Zyklen ohne Antikonzeption vor dem Eintritt der ersehnten Schwangerschaft.

Diese Informationen wurden durch Telefongespräche mit 678 Schwangeren in den USA eingeholt. Es wurden hauptsächlich Weiße (98%) mit guter Ausbildung (79% besuchten die Highschool) und relativ wohlhabende Frauen (54% hatten ein Jahreseinkommen von $ 30 000,- und mehr) befragt. Von diesen Frauen konnte man 20% als Raucherinnen bezeichnen. Von den Nichtraucherinnen wurden 38% während des ersten Zyklus schwanger. Im Gegensatz hierzu gelang dies nur 28% der Raucherinnen. Darüber hinaus ergab sich, daß Frauen, die rauchen, drei- bis viermal häufiger als Nichtraucherinnen länger als ein Jahr auf eine Schwangerschaft warten müssen. Schätzungsweise besitzen Raucherinnen nur 72% der Fruchtbarkeit von Nichtraucherinnen. Bei dieser Untersuchung wurden Alter, Anzahl der voraufgegangenen Schwangerschaften, frühere medizinische Beratung wegen Sterilitätsproblemen, Frequenz der Kohabitation, voraufgegangene Kontrazeption, Stillverhalten, Alkoholkonsum und Körpergewicht beobachtet. Sozioökonomische Faktoren und Anamnese spielten keine Rolle.

Bei Frauen, die mehr als 20 Zigaretten pro Tag rauchen, liegt die Fruchtbarkeit wesentlich niedriger als bei denjenigen, die weniger rauchen (57% bzw. 75% der Schwangerschaftsrate der Nichtraucherinnen). Man kann daher zweifelsohne annehmen, daß Zigarettenrauchen die Möglichkeit eines Schwangerschaftseintritts verringert. Es ist ebenfalls interessant zu wissen, daß die Empfängnismöglichkeit nicht von den Rauchgewohnheiten des Partners beeinflußt wird. Dies steht im Gegensatz zu anderen Studien, die einen negativen Einfluß des Rauchens auf die Samenqualität festgestellt haben.

Die Untersuchungen von Baird und Wilcox haben gezeigt, daß man zu den bekannten Ursachen einer verminderten Fruchtbarkeit auch die schädlichen Folgen des Rauchens zählen muß [1].

Schließlich muß erwähnt werden, daß Rauchen häufig ein Zeichen von Streß ist. Paare oder Frauen, die lange vergeblich auf eine

Schwangerschaft warten, leiden häufig unter Streß. Wenn eine Frau ihren Streß durch Kettenrauchen abreagiert, vermindert sie ihre Fruchtbarkeitsrate erneut und reduziert damit immer weiter die Chance, schwanger zu werden.

Infertilität und Streß

Wie die Erfahrung immer wieder lehrt, werden fast alle Paare mit Fertilitätsproblemen mit emotionalen Konflikten konfrontiert [17]. Durch den unerfüllten Kinderwunsch gerät das Paar in eine emotionale Krise, die oft eine andauernde komplexe Lebenskrise darstellt. Vielfältige Gründe spielen mit hinein: Frustration und Aggression, Depression und Angst. Subfertile Paare wünschen sich leidenschaftlich ein Kind. Je größer der Wunsch, um so größer ist die stets Monat für Monat wiederauftretende Enttäuschung. Sexuelle Beziehungen können durch den Empfängniswunsch zu einem quasi zwanghaften Verhalten führen. Es ist daher nicht erstaunlich, wenn solche sexuellen Beziehungen für die Frau ohne Libido zu Schmerzen und neurovegetativen Störungen und nicht zum Orgasmus führen [12].

Infertilität:
Trauerarbeit und Identitätskrise für die Frau, für das Paar
Für eine Frau, für ein Paar, ist es nicht einfach, die biologische Infertilität zu akzeptieren und in die Partnerbeziehung einzubauen. Der Weg von dem Augenblick des Verdachts der Unfruchtbarkeit bis hin zur gesicherten medizinischen Diagnose endet meist in einer vorgezeichneten Krisensituation.

Häufig ging dem eine Zeit voraus, in der unregelmäßig Empfängnisverhütung betrieben wurde und in der die Aufmerksamkeit auf andere Ziele, etwa beruflicher Art oder auf einen Hausbau, gerichtet war. Die Lage wird dadurch kompliziert, daß aus der vorrangigen Konzentration auf materielle Existenzsicherung Schuld- und Strafgefühle entstehen. Hinzu tritt ein Gefühl der Leere.

Weiterhin wechseln die vermuteten infertilen Partner in ihrer Unsicherheit – und mit der Projektion ihrer eigenen Unzufriedenheit auf den Arzt – häufig die Ärzte, wobei es sich hier möglicherweise um einen unbewußten Abwehrmechanismus (mit Ambivalenz) handelt, mit dem man der Wahrheit über die tatsächliche Sterilität ausweichen will. Aus diesem Grunde sollte der Arzt zu Beginn der Fertilitätsuntersuchungen mit dem Paar einen gezielten Zeitplan besprechen und so ein *Arbeitsbündnis* herstellen. Die Kette rein technischer, unpersönlicher Fertilitätsuntersuchungen (z.b. Labortests), verlangt gerade eine sehr stabile Beziehung zwischen Arzt und Patientenpaar. Die auf Fertilität ausgerichtete Koitusfrequenz beeinträchtigt ebenfalls die Spontaneität der sexuellen Beziehungen.

Auch wenn die Vermutung schon nahelag, bleibt die definitive Diagnose der Sterilität für das Paar eine Katastrophe
Die Zeit des Lebens wird beendet, in der noch die Hoffnung auf „biologische Kinder von uns beiden" bestand. Auf psychischer Ebene wird also ein Prozeß der Trauer aktiviert. Es geht um den Verlust des Glücks, das ein biologisch verwandtes Kind bedeutet. Dies stellt oft für das Paar eine starke Belastung und sogar eine Überbelastung dar. Nach einer Phase der Enttäuschung (1. Woche), nach Empörung, Verleugnung, Selbstzweifeln (2.–3. Woche), sexueller Dysfunktion (2–3 Monate) mit depressiven Verstimmungen oder Flucht in die Arbeit (6 Monate – $1^1/_2$ Jahre) strebt das Paar eine neue Selbstdefinition ohne die biologische Dimension der Fortpflanzung an. Dieser Prozeß der Trauer ist ein normales Geschehen und stellt die notwendige Verarbeitung auf dem Weg zur Überwindung des Verlustes dar (6 Monate – $1^1/_2$ Jahre).

Aggressionen und Schuldgefühle erschweren diesen Prozeß. Die Identitätskrise des Ehepaares, die von Schuld, Aggression, Minderwertigkeitsgefühlen beschattet ist, wird von einer sexuellen Identitätskrise begleitet [15]. In dieser Situation muß es den Partnern gelingen, indem sie eine neue sexuelle Identität aufbauen, Sexualität und Fortpflanzung voneinander trennen und sich in der neuen Situation gegenseitig bestätigen.

Die Frau (das Paar) muß wiederholt durch diese Krise hindurch. Der Weg führt in unserer Gesellschaft der Kontrazeption, also in einem Umfeld, das fast ausschließich auf Geburtenkontrolle ausge-

einem Umfeld, das fast ausschließlich auf Geburtenkontrolle ausgerichtet ist, durch ein psychosoziales Vakuum ohne emotionale Unterstützung durch Familie, Freunde oder Bekannte.

Verarbeitung der biologischen Sterilität bedeutet,
daß das Paar sich als steriles Paar akzeptiert,
auch wenn die biologische Ursache nur bei einem der Partner liegt
Am Ende, nicht am Anfang dieses Erkenntnisprozesses steht die Entscheidung, ohne Kinder zu bleiben, ein Kind zu adoptieren oder durch die künstliche Insemination oder durch die In-vitro-Fertilisation zu empfangen. Hier sollte die Autonomie des Ehepaares während der Beratung voll gewährleistet sein.

Die Einstellung der Ärzte (Hausarzt, Gynäkologe, Androloge) gegen oder für die Adoption, Insemination und/oder In-vitro-Fertilisation könnte die Problematik bei den Partnern verstärken, die selbst noch in dem inneren Widerspruch mit dem „neuen Weg zur Elternschaft" leben.

Um eine neue psychosexuelle Identität zu finden, genügt eine nur gynäkologisch-technische Betreuung allein nicht. Daher wird in Leuven die Sterilitätsbehandlung durch eine Ärztegruppe wahrgenommen (Androloge, Gynäkologe, Urologe, Psychiater). Es geht darum: Wie kann man dem Paar helfen und außerdem dabei das Wohl des Kindes berücksichtigen?

Zwei Aspekte sind dabei gleichermaßen von Bedeutung:

Erstens muß der *Kinderwunsch* analysiert werden, nämlich ob das Kind nur die Funktion eines Nachkommen oder die des Bundesgenossen oder die des Heilers eines verletzten Selbstbildes hat (Messiaserwartung steriler Paare nach Stauber [23]). Dies ist die Frage nach der Qualität, der Authentizität und der Wahlfreiheit beider Partner.

Zweitens muß die Analyse der Partnerbeziehung erfolgen. Die Qualität der Beziehung wird deutlich in dem Ausmaß der wiedergewonnen psychosexuellen Identität.

Das Kind hat ein Recht auf Eltern, doch nur wer zunächst einmal ein guter Partner ist, auch in sexueller Hinsicht, ist auch ein guter Vater, eine gute Mutter. Nur wenn die psychosexuelle Beziehung der Partner harmonisch ist, können sie die Elternrolle erfüllen.

Streß und Infertilität

Die positive Einstellung zur kinderlosen Ehe
Es ist keine leichte Aufgabe, aus dem Schicksal der biologischen Sterilität einen Weg zu finden zur positiven Einstellung zu einem glücklichen und stabilen Zusammenleben ohne Kinder. Ein Beweis hierfür ist: Das Ehescheidungsrisiko bei der kinderlosen Ehe und die Selbstmordrate bei kinderlosen Menschen sind jeweils doppelt so hoch wie die entsprechenden Raten beim Leben mit Kindern. Trotz der verbreiteten kontrazeptiven Einstellung ist auch die Integration in unsere Gesellschaft schwieriger. Es besteht ein gesellschaftlicher Widerstand gegen die kinderlosen „Sartre"-Paare.

Innerhalb ihrer sozialen Beziehungen haben kinderlose Paare die „biologische Lücke" (H. Giese) der Sterilität zu überbrücken. So kann, ohne Schaden zu nehmen, nur eine stark auf den Partner ausgerichtete Ehe mit aktiver sozialer Offenheit auf Kinder verzichten. Daher gelingt auch nur selten eine glückliche Partnerschaft, wenn sie allerdings gelingt, ist sie besonders erfüllt.

Donor-Inseminationspaare und Adoptionspaare

Eine vergleichende Studie an 348 Adoptions- und 710 Donor-Inseminationspaaren (Tabelle 5) [17] zeigt, daß kein Paar seine Sterilität als „Wille Gottes oder der Natur" ansieht. Adoptierende Paare, die eine Donor-Insemination ablehnen, betrachten diese als einen Selbstbetrug, als eine Verletzung der Natur und der Ehe („technischer Ehebruch"), die nicht zuletzt von der Kirche verboten ist. Sie sehen außerdem das gezeugte Kind als ein völlig „einseitiges" Kind der

Tabelle 5. Adoptions- und Donor-Inseminations(DI)paare (1971–1982)

n		Adoption 348	DI 710
Alter	Ehemann	33 J, 6 Mon	30 J, 4 Mon
	Ehefrau	31 J, 4 Mon	28 J, 1 Mon
Ehedauer		7 J, 4 Mon	5 J, 8 Mon

Mutter und nicht als gemeinsames Kind des Paares an. Manche Adoptionspaare können sich erst nach einem gewissen Reifungsprozeß für die Donor-Insemination entscheiden [15].

Adoptionspaare akzeptieren im allgemeinen keine anderen Lösungen, beispielsweise Annahme eines Pflegekindes, Donor-Insemination oder Kinderlosigkeit. Adoptionspaare sind im allgemeinen älter als Donor-Inseminationspaare und gehören dem Mittelstand an. Manche von ihnen halten sich für zu alt für den „neuen, modernen Weg" der Insemination. Sie entstammen eher einer bürgerlichen Mittelschicht mit festen moralischen Vorstellungen.

Alternativen werden als Möglichkeiten nicht nur weniger akzeptiert, sondern meist wird auch gezielt ein kleines Mädchen gesucht, wobei die Illusion eine Rolle spielt, daß die Erziehung eines Mädchens einfacher sei.

Umgekehrt sind die jüngeren Donor-Inseminationspaare gegenüber Alternativen aufgeschlossener. Die meisten von ihnen können nach Versagen einer Donor-Insemination eine Adoption gut akzeptieren. Manche von ihnen schätzen die Adoption als die richtige Lösung für solche Paare ein, die wegen Infertilität der Frau den Weg der Insemination gar nicht beschreiten können. Die Ehemänner äußern hier häufig Bedenken gegenüber einer Schwangerschaft und gegenüber der Niederkunft der Ehefrau. Gar nicht selten reagieren sie heftig auf die Schwangerschaftsbeschwerden ihrer Frau. Donor-Inseminationspaare wünschen sich mehr Kinder (2–4) als Adoptionseltern (1–3).

Keine der Frauen entwickelte eine postpartale Psychose, wenn auch manche nach einer schmerzhaften Niederkunft für 4–6 Wochen an einer leichten Depression litten. (In einem Fall heilte eine schwere postpartale paranoide Depression nach etwa 6 Monaten aus). In solchen Fällen fühlten sich die Mütter außerstande, ihre Kinder zu stillen.

Donor-Inseminationspaare befürchten im allgemeinen keine kindlichen Mißbildungen, vor allem aufgrund ihres Vertrauens in die nach ärztlichen Gesichtspunkten erfolgte genetische Auswahl des Spenders. Allerdings sind viele unter ihnen zum Zeitpunkt der Geburt des Kindes hinsichtlich der „Ähnlichkeit" mit dem Ehemann besorgt [17].

In Ausnahmefällen suchen sie Auskunft über die Gefahr blutsverwandtschaftlicher Ehen zwischen ihren Kindern und anderen auf diese Weise gezeugten Kindern. (Hier können Inzestängste eine Rolle spielen.) Die Spender sehen sie im allgemeinen als großzügige Menschen an. Trotzdem haben die meisten Paare anfangs einen Widerwillen gegen den Samen eines Fremden. Sie benötigen Zeit, um diesen Gedanken zu akzeptieren. Jede echte Beziehung zum Spender schließen sie streng aus: „Nur der Samen stammt vom Spender; das Kind ist von uns und wächst bei uns auf." Daher ist die Anonymität der Samenspender für diese Paare wichtig.

Im Vergleich zur Lebensspanne des Kindes und zur eigenen wesentlich langsamer und natürlicher einsetzenden Elternschaft betrachten sie den Augenblick der Intervention als sehr kurz. Die Insemination, vergleichbar mit einer Bluttransfusion oder einer Injektion, stellt für sie die Korrektur eines Naturfehlers auf biologischer Ebene dar.

Sie sind alle auf die eine oder andere Art kinder- und familienorientiert (*child oriented, family oriented* [5]). Sie wollen ihre Ehe zu einer Familie weiterentwickeln. Die ehelichen Beziehungen sind stabil und harmonisch. Religiöse, moralische oder ethische Einwände werden selten besprochen; allerdings suchten drei Paare die moralische Unterstützung durch einen Priester.

Das gemeinsame Geheimnis, so zeigt eine Nachfolgeuntersuchung, wirkt sich günstig auf die Partnerbeziehung („Solidarität durch Geheimbund") und auf die pränatale Einstellung gegenüber dem Kind sowie auf den postnatalen Umgang mit dem Kind aus.

Die künstliche Insemination wird von diesen Paaren bevorzugt, weil die Schwangerschaft einen natürlicheren Übergang zur Elternschaft darstellt als die Adoption. Für diese Paare ist die Schwangerschaft nicht allein ein physiologischer Prozeß oder eine bio-psychologische Umgestaltung der Frau: die Schwangerschaft ist an erster Stelle ein pränataler Umgang mit dem kommenden Kind, mit dem progressiv eine Beziehung aufgebaut wird. Die Nachuntersuchung zeigt, daß die psychosexuellen Kontakte als befriedigender erlebt werden, da der Zeugungsdruck entfällt, obwohl die Koitusfrequenz sich nicht gesteigert hat.

Von den 710 Paaren sind uns bis heute 6 Scheidungen bekannt, obwohl eine systematische Nachuntersuchung noch fehlt (Scheidungsrate in Belgien: ca. 17%).

In-vitro-Fertilisationspaare (Tabelle 6)

Die meisten Partner (hauptsächlich die Frauen), die sich in einer In-vitro-Fertilisationsbehandlung befinden, sind mehr oder weniger reaktiv-depressiv [17]. Sie wirken verunsichert, haben Minderwertigkeitsgefühle und ziehen sich sozial zurück. Dabei sind immer psychosomatische Symptome – auch nichtgynäkologischer Art – vorhanden, die Ausdruck einer neurovegetativen Labilität sind.

Fast die Hälfte der Paare hat psychosexuelle Schwierigkeiten. Die zwanghaft gewordene Sexualität, auf die Fortpflanzung gerichtet, führt zu einer Abnahme der Libido und zu einer verringerten Koitusfrequenz („Sparen"). Der Mangel an Befriedigung äußert sich auch in einem abdominalen Schwergefühl und in Schmerzen. Im Gespräch mit diesen Paaren fällt eine gewisse Phantasie- und Gefühlsarmut auf [8].

Das atmosphärische Umfeld der In-vitro-Fertilisationsbehandlung
Im Behandlungsumfeld herrscht unter den Frauen, die sich in einer In-vitro-Fertilisationsbehandlung befinden, die Atmosphäre einer Selbsthilfegruppe. Gelegentlich herrscht ein wahrer „Kult um das Ei". Das Pflegepersonal spricht oft von schwierigen Frauen, die an-

Tabelle 6. In-vitro-Fertilisationspaare

n		52
Alter	Ehefrau	32 J, 5 Mon
	Ehemann	33 J
Ehedauer		8 J
Dauer der Infertilitätstherapie:		7 J

spruchsvoll, eigensinnig, dominierend, unzufrieden und überwiegend mit sich selbst beschäftigt seien.

Die Angst vor einer vorzeitigen Ovulation ist bei allen Paaren vorhanden. Die männlichen Partner haben häufig Angst, die für die Samengewinnung notwendige Masturbation könnte mißlingen oder zu einer schlechten Samenprobe führen.

Während der extrakorporalen Phase kann das Gefühl entstehen, zwischen Traum, Hoffnung und Realität zu schweben (leichte Derealisation). Viele Frauen haben in dieser Zeit kleinere Beschwerden, die ausdrücken, daß neben den geäußerten, bewußt empfundenen guten und zuversichtlichen Gefühlen auch sehr viel Angst vor einem Mißerfolg der Behandlung im Spiele ist.

Klinische Risikofaktoren für die Infertilitätstherapie aus psychosomatischer Sicht

1. Die Dauer der Infertilitätsgeschichte, die Anzahl der konsultierten Ärzte und vor allem die Unzufriedenheit über die bisherigen Arzt-Patient-Kontakte. Dieses scheint vor allem Ausdruck einer tieferliegenden Ambivalenz dem Kinderwunsch gegenüber zu sein (und deshalb auch der Therapie und den behandelnden Ärzten gegenüber).
2. Die soziale Isolierung. Eine große Anzahl dieser sozial isolierten Paare lebt wie in einer geschlossenen Kapsel, die auch keinen Platz für Dritte läßt (man kann sich fragen, wieviel Platz für ein kommendes Kind übrig bleibt).
3. Die Verzerrung erhaltener Informationen und Verleugnung. Einige Paare haben die Information so verzerrt, daß sie bei der IVF hartnäckig von einer 60–90%igen Erfolgsrate pro Zyklus überzeugt sind.
4. Mangel an Aufgeschlossenheit für Alternativen. Manchmal wird aus der Bitte eine Forderung – nach dem Motto „Alles oder Nichts" oder „Leben oder Tod".

Bei einigen dieser Paare wird eine Adoption ausgesprochen abgelehnt, vor allem, da sie eine echte (naturgetreue) Kopie verlangen (das Kind als narzißtische Ergänzung).

Die psychische Belastung der Infertilitätstherapie
Aus einer narzißtischen Abwehrhaltung kann das Paar bzw. die Frau sich unter der Infertilitätsbehandlung sozusagen aus dem eigenen Körper entfernen. Das sehr persönliche, intime Gebiet der sexuellen Beziehung wird nun zum „Operationsfeld" hochspezialisierter medizinischer Behandlung.

In psychosomatischen Untersuchungen zur sterilen Partnerschaft zeigte Stauber et al., daß die Patientinnen durch den nicht erfüllbaren Kinderwunsch eine starke narzißtische Kränkung erfahren haben, die sich z.B. in einer depressiven Grundstimmung, in einer vermehrten Isolierung und in einer Somatisierungstendenz äußern kann.

Andererseits ließ sich aber auch zeigen, daß die Erfüllung des Kinderwunsches insbesondere bei Paaren mit funktioneller, d.h. vorwiegend psychisch bedingter Sterilität, den inneren Konflikt meist nicht beheben kann [23].

Petersen ist daher der Meinung, daß sterile Paare vermutlich primär, also schon vor der Feststellung ihres unerfüllten Kinderwunsches, mit einer ausgeprägten psychosomatischen Störung (depressivnarzißtische Neurose) behaftet sind, die im unerfüllten Kinderwunsch eine besondere Kristallisation erfährt [19]. Die Sterilität ist danach als eine sinnvolle unbewußte Schutzmaßnahme anzusehen. Nach Petersen ist die kausale Behandlung dieses Leidens eine intensive Beratung oder Psychotherapie. Kommt es stattdessen zum medizinischen Eingriff (durch In-vitro-Fertilisation oder auch heterologe oder homologe Insemination usw.), so wird das psychosomatische Leiden durch die medizinische Manipulation noch verstärkt.

Die bisherigen vereinzelten Nachuntersuchungen von Kindern, die nach intensiver Sterilitätsbehandlung geboren wurden, geben Anlaß zu kritischem Nachdenken. Stauber beschreibt in seinem Buch „Die Psychosomatik der sterilen Ehe" ein eindrucksvolles Beispiel schwerer seelischer Fehlentwicklung des Kindes nach forcierter Fruchtbarmachung bei unfruchtbaren Eltern mit neurotisch geprägtem Charakter [23].

Becker und Stauber konnten 1982 an 655 Paaren zeigen, daß somatische und psychosomatische Beschwerden und Komplikationen während der Schwangerschaften, die durch hormonelle Stimulierung zustande gekommen waren, bedeutend häufiger auftraten als in Kontrollgruppen [24]. Hyperemesis, Gestose, Fehlgeburten, perinatale Komplikationen und postnatale Beschwerden traten 2–5 Mal häufiger auf. Es konnte deutlich demonstriert werden, daß nicht so häufig und weniger lange gestillt wurde, obwohl diese Infertilitätspatientinnen in der Schwangerschaft eine viel größere Bereitschaft dazu gezeigt hatten. Das Eintreten der Schwangerschaft ist also nicht die Lösung des Problems, sondern auch im Falle einer erfolgreichen Therapie handelt es sich um eine Streßschwangerschaft.

Ein gestörtes Körperempfinden
An die Stelle der spontan empfundenen körperlichen Einheit tritt nun eine „körperliche Mechanik".

Dem früheren Dualismus von Leib-Seele steht nun ein neuer Dualismus gegenüber, nämlich derjenige von Seele und *computerisiertem-robotisierten* Körper [17]. Als Abwehrmaßnahme wird die Frau sich daher narzißtisch zurückziehen und die technischen Interventionen negieren. Bei einer derartig narzißtischen Einstellung kann alles für ein Baby geopfert werden: „l'enfant a tout prix" [3].

Paare mit Fertilitätsproblemen geraten in eine Identitätskrise mit Minderwertigkeitsgefühlen. Bei dieser narzißtischen Unsicherheit kann das Paar auch in einer Therapie eine Kompensation suchen, da es dadurch die Aufmerksamkeit der Umgebung oder der Presse erhält. So kann aus einem Minderwertigkeitsgefühl ein starkes Verlangen nach Bestätigung entstehen: „Ich bin etwas Besonderes, denn ich bin für den besonderen Weg der Donor-Insemination (und vor allem der In-vitro-Fertilisation) ausgesucht worden." Es ist ganz deutlich, daß diese Ohnmachtsproblematik mit Allmachtsphantasien in Zusammenhang mit der mächtigen Medizin verbunden wird.

Alle Gefühle sind gemischt, vor allem diejenigen dem Kind gegenüber, das so sehr gewünscht wird, aber nicht kommt, und ipso facto auch manchmal verwünscht wird ... In einer Abteilung, in der euphorisch der Behandlungserfolg betont wird, findet man oft wenig Gelegenheit, die negativen oder ambivalenten Gefühle zu äußern. Die Eltern eines Retortenbabys können dabei in ein psychosoziales Vakuum geraten. Es besteht die Gefahr, durch den Erfolg isoliert zu werden. Auch sie selbst haben manchmal wenig Raum für ambivalente Gefühle ihrem so kostbaren Kind gegenüber. Sie sind unbewußt mit dem Auftrag belastet, *computervollkommene Eltern* zu sein. In dieser Hinsicht können die Eltern – in der Einsamkeit Ihres Erfolges – die psychosomatischen Streßsymptome eines Überlastungssyndroms zeigen.

Schlußbetrachtung

Inwieweit kann Streß eine Infertilität verursachen?
Inwieweit kann Infertilität bei den Partnern Streß verursachen?

Die Antworten sind nicht einfach:

Die linearen Begriffe „psycho-somatisch" oder „somato-psychisch" sind auch verräterisch. In der gynäkologischen Endokrinologie hat sich das zirkuläre Systemdenken als fruchtbar erwiesen. Es handelt sich hier nicht nur um Homöostase und Feedback-Mechanismen. Es gibt auch die Loop-Kreise zwischen Hypothalamus, Hypophyse, Gonaden und Nebennierenrinden, und hierbei geht es vor allem um offene Loop-Systeme: auch offen für die psychosoziale und psychosexuelle Umwelt (via Hypothalamus, Thalamus, das gesamte limbische System als tragfähiges System der Emotionen und Affekte und außerdem via kortikale afferente Bahnen in Interaktion mit der Umwelt).

Außerdem beweisen neuere Untersuchungen, daß die scharfe Trennung: Hormon – Neurotransmitter nicht mehr aufrechtzuerhalten ist. Während es bereits lange Zeit bekannt ist, daß Hormone auch eine psychotrope Wirkung haben (z.B. haben die Östrogene in der postmenopausalen Substitutionstherapie den umstrittenen „mental tonic effect" oder das natürliche Progesteron bei prämenstruellen Beschwerden), erweist es sich, daß bestimmte Hormone wirklich als Neuromodulator arbeiten können (z.B. das hypophysäre Vasopressin in Gedächtnisprozessen oder das hypothalamische LHRH bei sexueller Triebhaftigkeit).

Diese Feststellungen bestätigen die Behauptung, daß Diskussionen über Ursachen und Folgen der Infertilität nicht zu eindeutigen Lösungen führen.

Infertilität bedeutet Streß
Für die meisten Paare bedeutet Unfruchtbarkeit eine Identitätskrise. Die kulturelle, traditionelle Rolle des Mannes als Erzeuger und der Frau als Gebärende führt bei Partnern, die diese biologische Funktion nicht erfüllen können, zu einer depressiven Selbstwertstörung. Eine Lösung ist möglich, wenn sich die Partner als Paar entscheiden können, kinderlos zu bleiben, zu adoptieren, Pflegeeltern zu werden, eine Donor-Insemination oder eine In-vitro-Fertilisation durchführen zu lassen. Eine biologisch und psychosozial orientierte Beratung hilft den Paaren bei der Bewältigung ihrer ungewollten Kinderlosigkeit. Zu diesem Zweck ist der Arzt verpflichtet, den wirklichen Nöten des Paares auf den Grund zu gehen, um Qualität, Authentizität und Wahlfreiheit beider Partner zu gewährleisten.

Das Gespräch mit dem Paar vor Beginn der Therapie soll klären, ob die Paarbeziehung für eine Behandlung genügend stabil und belastbar ist. Dabei geht es auch darum, Risikopatienten zu erkennen, die ohne ausreichende Unterstützung den langen problematischen Weg aufgeben würden. Für einige von ihnen ist die Empfehlung einer psychosomatisch orientierten Therapie (Gesprächstherapie, autogenes Training, Entspannungsübungen) hilfreich.

Eine integrierte Behandlung von Paaren, die sich einer Infertilitätsbehandlung unterziehen, mißt ihren Erfolg nicht nur an der Schwangerschaftsrate. Vielmehr ist es ihr Ziel, Paare mit Fortpflanzungsproblemen so zu helfen, daß sie sich mit Kindern, aber auch ohne sie kreativ entfalten können. Die modernen Fertilitätstechniken stellen den Arzt vor die Frage, inwieweit er Manipulator der Fruchtbarkeit [19] und inwieweit er Begleiter im Leiden ist. Für alle Behandlungsmaßnahmen, insbesondere aber für die Donor-Insemination und In-vitro-Fertilisation gilt dann folgende Feststellung über die Risiken der technischen Medizin: „Es wird am Symptom kuriert, die Patientin wird im günstigsten Fall vorübergehend in eine symptomfreie Scheingesundheit hineinmanipuliert; die Konflikte, die hinter den psychosomatischen Syndromen verborgen sind, werden aber nicht aufgearbeitet" [21].

Literatur

1. Baird DD, Wilcox AJ (1985) Cigaretsmoking associated with delayed conception. JAMA 253: 2979–2983
2. Buckmann MT, Kellner P (1985) Reduction of distress in hyperprolactinaemia with bromocriptine. Am J Psychiat 142: 242
3. Delaisi de Parseval G (1983) L'enfant a tout prix. Seuil, Paris
4. Demyttenaere K et al. (1986) Stress factors in Donor-Insemination Couples. In: Leysen B, Nijs P, Richter D (eds) Research in psychosomatic Obstetrics and Gynaecology, ACCO, pp 43–55
5. Dumon W, Nijs P, Rouffa L, Steeno O (1973) Donor insemination. A preliminary social and psychological report. Act Coll Internat Sexolog 13: 25
6. Grandison L (1982) Suppression of prolactin secretion by benzodiazepines in vivo. Neuroendocrinology 34: 369–373
7. Kauppila A et al. (1984) Effects of metodopramide-induced hyperprolactinaemia during early follicular development on human ovarian function. J Clin Endocr Metab 59: 875–881
8. Kimball CP (1982) Stress and psychosomatic illness. J Psychosomat Res 26: 63–67
9. Koninckx PR (1978) Stress hyperprolactinaemia in clinical practice. Lancet I: 273
10. Koninckx PR, Brosens IA (1982) Clinical significance of the luteinzed unrupture follicle syndrome as a cause of infertility. Europ J Obstet Gynaec Reprod Biol 13: 355–368
11. Koninckx PR, Brosens IA (1983) The luteinized unruptured follicle syndrome. Letter to the editor. Fertil Steril 39: 249–250
12. Kubo H (1975) Investigations of the psychosomatic factors in sterility. In: Hirsch H (ed) The Family. Karger, Basel, pp 282–285
13. Nijs P, Rouffa L (1975) A.I.D.-Couples: psychological and psychopathological evaluation. Andrologia 7: 187
14. Nijs P, Steppe A (1980) Der Arzt und das infertile Ehepaar. Therapiewoche 30: 692
15. Nijs P, Steppe A (1981) Donorinsemination. Psycho-soziale und psychodynamische Aspekte. Sexualmedizin 10: 238
16. Nijs P et al. (1984) Psychological factors of female infertility. Europ J Obstet Gynaec Reprod Biol 18: 375–379

17. Nijs P, Demyttenaere K, Hoppenbrouwers L (1986) Donor-Insemination, Adoption, In-vitro-Fertilisation: Psychosoziale und psychosexuelle Aspekte. Gynäkologe 19: 23–27
18. O'Moore AM et al. (1983) Psychosomatic aspects in idiopathic infertility: effects of treatment with autogenic training. J Psychosomat Res 27: 145–151
19. Petersen P (1985) Retortenbefruchtung und Verantwortung. Krachthaus, Stuttgart
20. Pierloot RA, Nijs P (1983) Consultation-Liaison Psychiatry in Belgium. In: Advances in psychosomatic medicine. Karger, Basel, pp 150–163
21. Poettgen H (1980) Die Lage der Psychosomatik in der gynäkologischen Klinik und Praxis. Therapiewoche 30: 583
22. Schmidt F (1986) Rauchen des Vaters und Mißbildungsrisiko. Andrologia 18: 445–454
23. Stauber M (1979) Psychosomatik der sterilen Ehe. In: Fortschritte der Fertilitätsforschung, Bd. 7. Grosse, Berlin
24. Stauber M (1982) Psychosomatische Untersuchungen zur sterilen Partnerschaft. Gynäkologe 15: 202
25. Steppe A (1987) Spontanschwangerschaft nach mißlungener In-vitro-Fertilisation. Eine psychosomatische Untersuchung. Fertility Tribune 3: 14–17
26. Vanderploeg HM, Defares PB, Spielberger CD (1980) Handleiding bij de zelfbeoordelingsvragenijst: een Nederlandstalige bewerking van de Spielberger state trait anxiety inventory. Swets & Zeitlinger, Lisse
27. Vanderploeg HM (1981) Zelfbeoordelingslijst. Handleiding Addenda. Swets & Zeitlinger, Lisse
28. Wilde (1963, 1970) Amsterdamse Biografische Vragenlijst. Van de Rossen, Amsterdam
29. Marik J, Hulka J (1978) Luteinized unruptured follide syndrome: A subtle cause of infertility. Fertil Steril 29: 270–274

Auswirkungen der artifiziellen Insemination mit Spendersamen auf die Psyche des Ehemannes

A. Blaser und U. Gigon

Einleitung

Die stark affektiv geführten Diskussionen zur ethischen, juristischen und psychologischen Wertung der artifiziellen Insemination mit Spendersamen (AID) halten an. Für die Massenmedien ist die Thematik neben der In-vitro-Fertilisierung und der Gen-Technologie so interessant, daß mehr oder weniger gut informierte Journalisten ihre Beiträge über die AID auf Titelseiten plazieren können. Die männliche Infertilität ist somit primär ein psychosoziales und kulturelles und nur sekundär ein medizinisches Problem. Politiker, Juristen und Moraltheologen werden förmlich dazu gezwungen, zur Donor-Insemination Stellung zu nehmen. Die veröffentlichten Artikel sind in der Mehrzahl sehr kritisch und stehen der Methode insgesamt ablehnend gegenüber. Auch die Fachpresse meldet große Bedenken an. In der renommierten Fachzeitschrift „Der Gynäkologe", wo 1986 Nijs und Mitarbeiter einen ausgezeichneten Artikel über die psychosozialen und psychosexuellen Aspekte der AID veröffentlicht haben, machen die Herausgeber folgende Anmerkung:

„Die Ansicht der Autoren, daß die Donor-Insemination eine gelungene Lösung der ungewollten Kinderlosigkeit darstellt, wird von den Herausgebern nicht geteilt. Abgesehen davon, daß in der BRD die AID aus juristischen Gründen problematisch ist, gibt es auch psychologische Einwände gegen diese Methode" [8].

Im Gegensatz zu der in der Öffentlichkeit dominierenden Kritik betrachten die behandlungswilligen Ehepaare die Donor-Insemination als eine etablierte und damit alltägliche Behandlung ihrer Kinderlosigkeit. Sowohl sie, wie möglicherweise auch die Therapeuten verkennen u. U. die Bedeutung des Eingriffs. Immerhin werden durch die AID doch traditionell verankerte Vorstellungen von Ehe und Familie recht tiefgreifend verändert.

Ergebnisse aus der Literatur

Brähler und Mitarbeiter [3] haben vor kurzem 121 Paare mit Wunsch nach AID psychologisch hinsichtlich Paarstruktur und Körpererleben untersucht. Die Autoren fanden vier Gruppen mit spezifischen Beziehungsmustern.

In der *ersten und zugleich größten Gruppe* fanden die Autoren erfolgreiche und selbstsichere Paare mit guten sozialen Anpassungsleistungen. In dieser Gruppe wurden Affekte durch Leistung kanalisiert, dem Körper kam lediglich eine Rolle eines Vollzugsorganes zu. Das distanzierte Verhältnis zum Körper läßt die Sterilität, so folgern die Autoren, bedrohlich erscheinen. Zu Hilfe gerufen wird die Reproduktionsmedizin, um auch den Körper zu kanalisieren.

Eine *zweite, weitaus kleinere Gruppe*, beinhaltet in dieser Untersuchung Paare, wo die Frauen die Rolle einer Mutter oder Erzieherin des Mannes einnehmen. Depressivität und Probleme im Bereich der Sexualität und Partnerschaft sind charakteristisch für diesen Paartyp. Hier mag das Kind als Entschädigung für den unbefriedigenden Alltag der Frau dienen und soll die Geschlechtsidentität der Frau unterstützen.

In der *dritten Paargruppe* dominieren die Männer. Die männliche Infertilität ist in dieser Gruppe vorwiegend durch organische Erkrankungen wie Paraplegie oder Status nach Hoden-Karzinom bedingt. Bei diesen Paaren wird das Kind zum Erretter, der das Defizit der körperlichen Integrität ausgleichen kann.

Schlußendlich fanden die Autoren eine *kleine vierte Gruppe* mit dem traditionellen Bild von Männlichkeit und Weiblichkeit mit einem starken und durchsetzungsfähigen Mann und einer selbstunsicheren und fügsamen Frau. In diese Paarstruktur paßt natürlich das Bild der Infertilität nicht, und die Männer hoffen, mit Hilfe der AID das bedrohte Gleichgewicht wieder herzustellen.

Fassen wir die Resultate dieser Studie und auch anderer Arbeiten zusammen, muß man zum Schluß kommen, daß in allen Gruppen die Donor-Insemination letztlich als eine Waffe im Geschlechterkampf verstanden werden kann.

Ergebnisse eigener Untersuchungen

Unsere Erfahrungen mit der AID gehen auf das Jahr 1970 zurück und beziehen sich inzwischen auf 1200 Paare, wobei etwa 900 Schwangerschaften resultierten. Ethnisch, kulturell und hinsichtlich des Sozialstatus handelt es sich um ein ausgesprochen heterogenes Patientengut. Indikationen zur AID waren zur Hauptsache die männliche Infertilität, aber auch genetische Gründe oder sekundäre Störungen der androgenen Reproduktionsorgane infolge von Unfällen oder Tumoren. Überwiegend positive Erfahrungen mit den behandelten Ehepaaren und der häufige Wunsch nach weiteren Kindern mittels AID in der gleichen Ehe ließen uns vermuten, daß das Kind einer AID-Gravidität in der heutigen Gesellschaft, zumindest aber in unserer Population, nicht mehr als Treuebruch verstanden wird oder die monogame Ehe in Frage stellt. Ebensowenig bestand im allgemeinen der Eindruck, daß die Paare Eheprobleme oder psychische Konflikte mit Hilfe reproduktionsmedizinischer Techniken beheben wollten.

Wir haben diesen klinischen Eindruck mit psychometrischen Mitteln zu falsifizieren versucht. Wir sammelten aus der Literatur psychologische und psychoanalytische Hypothesen. Vor allem interessierte uns, ob die Schwangerschaften verändernde Auswirkungen auf das Befinden des Ehemannes haben kann.

Die Literatur über die heterologe Insemination berücksichtigt nur deren Einfluß auf direkt abhängige Variabeln psychischer Parameter. Vernachlässigt wird die Möglichkeit, daß die Schwangerschaft selbst verändernde Auswirkungen auf das Befinden des Ehemannes haben kann, und in bisher keinem Fall wurden als Kontrollgruppe kinderlose, fertile Paare untersucht. Unsere Fragestellung bezieht sich daher auf Paare, deren Gemeinsamkeit die Kinderlosigkeit ist.

Untersuchungsmethoden

Um den Einfluß der heterologen Insemination wie auch den Einfluß der Schwangerschaft auf das Befinden des Ehemannes empirisch zu untersuchen, wurden die vier folgenden Gruppen gebildet:

Gruppe A: Sterile Ehemänner, deren Frauen durch heterologe Insemination schwanger waren.
Gruppe B: Sterile Ehemänner, deren Frauen inseminiert (AID) wurden, aber noch nicht schwanger waren.
Gruppe C: Fertile Ehemänner schwangerer Frauen.
Gruppe D: Ehemänner, die von sich aus annehmen, fertil zu sein. Bisherige Kinderlosigkeit ist gewollt, aber es besteht der Wunsch, später einmal Kinder zu haben.

Allen Paaren ist gemeinsam, daß sie noch keine Kinder haben.

Als psychodiagnostische Mittel wurden eingesetzt der MMPI [4], der Gießentest [1], der Blacky-Test [2] sowie eine Anzahl von uns entworfener Fragebogen zu Einstellungen und Verhaltensweisen gegenüber der Sterilität und der heterologen Insemination. Das sexuelle Verhalten wurde ebenfalls mittels Fragebogen erfragt. Die ganze Untersuchung wurde im Hause der Betroffenen gemacht und dauerte mit dem Interview 60-90 Minuten.

Die statistische Auswertung erfolgte je nach Skalenqualität parametrisch oder nicht parametrisch durch Gruppenvergleiche.

Die Ergebnisse unserer Untersuchungen geben wir im folgenden zusammen mit den in der jeweiligen Literatur formulierten Hypothesen unter Quellenangaben wieder[1].

1. Der Wunsch nach heterologer Insemination geht mehrheitlich von der Frau, nicht vom Mann aus [6].

Die diesbezügliche Befragung ergab, daß für Paare, die noch in der Inseminationsphase stehen, diese Behauptung nicht zutrifft. Richtig ist die Annahme jedoch für Paare, bei denen die Frau durch die Insemination bereits schwanger ist. Dies muß als Hinweis dafür gewertet werden, daß die eingetretene Schwangerschaft die Erinne-

---
[1] Die Untersuchung wurde von Frau B. Maloígne durchgeführt

rung an die Initiative derart beeinflußt, daß sich die Frau als Initiantin sieht, während dessen bei Paaren, wo es noch zu keiner Insemination gekommen ist, dieser Entscheid eher solidarisch getragen wird. Die sich veränderte Attribution bezüglich der Initiative läßt vermuten, daß Paartypologien, wie sie im Zusammenhang mit heterologer Insemination, wie eingangs erwähnt, von Brähler und Meyhöfer [3] postuliert werden, vorsichtig aufgenommen werden sollten. Es ist durchaus denkbar, daß sich die Paardynamik mit der eintretenden Schwangerschaft verändert.

2. Der fertile oder sterile Ehemann leidet in der Zeit der Schwangerschaft seiner Frau unter funktionellen Symptomen verglichen mit Männern, deren Frauen nicht schwanger sind.

Diese Behauptung konnte durch Testresultate im MMPI nicht verifiziert werden. Auch ergab sich kein Hinweis für vermehrte Depressivität oder nachteilige Auswirkungen auf das sexuelle Verhalten des Paares. Weder verändert die Insemination die Einstellung zu sexuellem Verhalten noch das Verhalten selbst. Sterile Männer fühlen sich auch in ihren Männlichkeitsgefühlen nicht beeinträchtigt, wenn man sie mit ferilen Männern vergleicht. Entsprechende Hypothesen, wie sie von Gerstel [5], Liebenberg [7], Roland [10], Rechenberger [9] und auch von Njis et al. [8] bezüglich In-vitro-Fertilisations-Paaren hervorgebracht wurden, fanden bei unserer Population keine Bestätigung.

3. Eine weitere Gruppe von Hypothesen betraf die psychische Verarbeitung der Diagnose „Infertilität" bei diesen Ehemännern. Diese von uns selbst aufgestellten Annahmen wurden konfrontiert mit den Ergebnissen, daß sterile Männer sich nicht weniger selbstsicher einschätzen als fertile Männer schwangerer Frauen. Sterile Männer geben an, die Diagnose und auch das Prozedere um die Insemination gut verarbeitet zu haben. Hingegen zeigte sich, daß fertile Männer eine signifikant negativere Einstellung zur heterologen Insemination haben als sterile Männer.

4. Eine große Reihe psychoanalytischer Hypothesen, meistens deduziert aus Einzelfallstudien über vorhandene Kastrationsängste steriler Männer, über Wiederaufleben alter ödipaler Konflikte, Minderwertigkeitsgefühlen bezüglich der Rolle als Mann oder bezüglich

der Rolle als Sexualpartner, konnte mit den projektiven, auf psychoanalytischer Basis fundierten Tests und Fragebogen in keinem Fall bestätigt werden.

Diskussion

Die Ergebnisse zeigen, daß infertile Ehemänner keine psychopathologische Risikogruppe darstellen. Der sterile Mann steht am Anfang einer AID-Behandlung, der Insemination, skeptisch gegenüber; die Initiative geht tendenziell eher von der Frau aus. Vergleiche mit fertilen Männern von schwangeren Frauen ergeben im Gegensatz zu sterilen Männern keine Auffälligkeiten zu Ungunsten der sterilen Männer. Dieses konstant günstige Bild für die sterilen Ehemänner steht in einigem Widerspruch zu der Literatur. Es mag sich hier um eine direkte Folge unserer sorgfältigen Indikationsstellung handeln. Die Indikation zu AID erfolgt erst nach gründlicher medizinischer und psychologischer Abklärung. Das insgesamt optimistische Ergebnis sollte nicht zu einer sorglosen Indikation verleiten. Nichts ist über längerfristige Auswirkungen von AID bekannt, weder von seiten der Mutter noch von seiten des Vaters oder des Kindes. Für jeden der drei betroffenen Menschen müßten die prognostischen Parameter aus medizinischer, psychologischer und sozialer Sicht bekannt sein.

Man sollte sich in Anbetracht dieser noch ungelösten Probleme die Frage stellen, ob es wünschenswert ist, das Machbare zu tun oder ob es nicht besser ist, sich dem Bestehenden zu fügen.

Literatur

1. Beckmann D, Richter H (1972) Der Gießen-Test. Huber, Bern
2. Blum G (1950) The Blacky Pictures. Psychological Corp, New York
3. Brähler Ch, Meyhöfer W (1986) Zur Bedeutung von Partnerschaft und Körpererleben bei heterologer Insemination. Fertilität 2:161–168
4. Gehring A, Blaser A (1982) MMPI Deutsche Kurzform für Handauswertung. Huber, Bern
5. Gerstel G (1963) A psychoanalytic view of artificial donor insemination. Amer J Psychotherapy 17:64–77

6. Heiss H (1972) Die künstliche Insemination der Frau. Urban und Schwarzenberg, München
7. Liebenberg B (1973) Expectant fathers. Raven, New York
8. Nijs P, Demyttenaere K, Hoppenbrouwers L (1986) Donor-Insemination, Adoption, In-vitro-Fertilisation: Psychosoziale und Psychosexuelle Aspekte. Gynäkologie 19:23–27
9. Rechenberger HG (1984) Impotentia generandi. Sexualmedizin 11:397–400
10. Roland M (1972) Das Paar in Erwartung. Benzinger, Zürich

Psychosomatische Begleitung der IVF-Paare: Erfahrungen und Ergebnisse

H. Kentenich, C. Hoelzle, H. Schmiady und M. Stauber

Einleitung

Die in-vitro-Fertilisation ist (insbesondere in den Industrienationen) zu einer anerkannten Methode der Sterilitätsbehandlung geworden. Dieses bisher invasivste medizinische Behandlungsverfahren der Sterilität steht weiterhin im Brennpunkt öffentlicher Diskussion, vor allem was ethische Aspekte sowie den möglichen Mißbrauch der Anwendung betrifft.

Der psychosomatisch orientierte Arzt berücksichtigt an erster Stelle die möglichen psychischen Ursachen einer sterilen Partnerschaft. Was das Behandlungsverfahren der in-vitro-Fertilisation betrifft, so interessiert ihn darüber hinaus, wie die Behandlungsschritte psychisch erlebt werden.

Hier drängen sich folgende Fragen auf: Wie erfolgreich ist die in-vitro-Fertilisation? Welche Hoffnungen können für die Erfüllung des Kinderwunsches in dieses Verfahren gesetzt werden? Wie bewältigen die Paare ihren Kinderwunsch? Wie werden die einzelnen Schritte der in-vitro-Fertilisation (z.B. Stimulation, Ultraschallkontrolle, Laparoskopie, Fertilisation, Embryotransfer) erlebt und welche Streßfaktoren können bei beiden Partnern auftreten? Ist dieser Streß vergessen, wenn die Patientin schwanger ist? Welche Reaktionen können bei der Patientin auftreten (z.B. in bezug auf Körper, Psyche, Partner, Sexualität, Beruf)? Mit wem reden die „IVF-Paare" und tauschen ihre Sorgen und Nöte aus? Welche zusätzlichen Angebote zur Verarbeitung des Kinderwunsches können wir diesen Paaren machen? Wie stehen die „IVF-Paare" zu einer Beendigung der IVF-Therapie?

Untersuchte Paare und Untersuchungsmethoden

Um der Beantwortung dieser Fragen näherzukommen, führten wir mit den 310 in den Jahren 1983–1986 behandelten Paaren Gespräche, bzw. untersuchten sie mittels eines halbstandardisierten Fragebogens nach, wobei einige Fragekomplexe aus einer parallel verlaufenden Untersuchung übernommen wurden (Hölzle, 1984). Auf der Grundlage dieser Ergebnisse und Erfahrungen möchten wir ein Konzept der psychosomatischen Begleitung der IVF-Paare geben, das zugleich eine Empfehlung für die praktische Arbeit mit der in-vitro-Fertilisation darstellen kann.

Von den 310 in Frage kommenden Paaren antworteten uns 190 Patientinnen und Patienten. Also knapp 2/3 aller betroffenen Paare. Die Nachbefragung bezog sich auf alle Paare des IVF-Programms (eindeutige Tubensterilität, schwere Endometriose) und auf die Paare der Gruppe „erweiterte Laparoskopie".

Das Konzept der „erweiterten Laparoskopie" bieten wir den Paaren an, bei denen zur Sicherung des Tubenfaktors noch nie eine Laparoskopie durchgeführt wurde. Wie bei einer herkömmlichen Sterilitäts-Laparoskopie beurteilen wir den Tubenfaktor mittels Tubendurchgängigkeitsprüfung sowie mit einem Spermienmigrationstest. Auf Wunsch führen wir diese Laparoskopie als einmaligen IVF-Versuch durch. Dazu wird ein Zyklus mit Clomifen/HMG stimuliert. Es erfolgt die Follikelpunktion in IVF-Technik mit anschließender Fertilisation. Hier soll in erster Linie aus diagnostischen Gründen Antwort auf die Frage gefunden werden, ob eine Fertilisation insbesondere beim Vorliegen vermuteter andrologischer Sterilitätsursache möglich ist. Dieses Konzept der „erweiterten Laparoskopie" wird nicht durchgeführt, wenn Kontraindikationen von psychosomatischer Seite für die IVF vorliegen.

Ergebnisse in der Nachbefragung

In der Nachbefragung der zusammengefaßten Gruppe, „erweiterte Laparoskopie/IVF" zeigte sich, daß bei 34 % der Paare der Kinder-

Psychosomatische Begleitung der IVF-Paare: 67

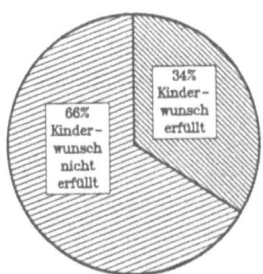

Abb. 1. Kinderwunsch erfüllt? Nachbefragung „erweiterte Laparoskopie/IVF", 1983–1986, N=195

wunsch erfüllt, bei 66% noch nicht erfüllt war (Abb. 1). Dies entspricht in etwa der Erfolgserwartung jeglicher Sterilitätstherapie. Da einige Paare erst kurz nach dem Beginn ihrer Behandlung befragt wurden, ist mit einer Erhöhung des Prozentsatzes der Paare mit erfülltem Kinderwunsch zu rechnen. So sind nach Beendigung der Umfrage (31. 12. 1986) bis zum heutigen Tage (21. 03. 1987) weitere 5 Patientinnen aus der IVF-Gruppe schwanger geworden.

Der Kinderwunsch wurde bei den meisten Paaren durch das Verfahren der in-vitro-Fertilisation erfüllt (42%). In den Fällen, in denen wir bei der erweiterten Kinderwunschlaparoskopie keine Notwendigkeit für eine IVF-Therapie sahen, haben wir den Paaren entweder empfohlen, eine therapeutische Pause einzulegen, oder zu einem anderen Verfahren (hormonelle Therapie, mikrochirurgische Tubenoperation, homologe Insemination) geraten. Diese Verfahren führten in 19% zum Erfolg. Ohne Therapie wurden die Paare in 27% schwanger, was die Richtigkeit des konservativen Vorgehens nach dem Ergebnis der erweiterten Laparoskopie bestätigt. 12% erfüllten ihren Kinderwunsch durch eine Adoption.

Es ist aber auch kritisch anzumerken, daß bei den Patientinnen der IVF-Gruppe drei Paare aufgrund früherer Sterilitätsdiagnostik als tubensteril eingeschätzt wurden, bei denen später eine Schwangerschaft spontan eintrat.

Bei den Paaren, bei denen der Kinderwunsch noch nicht erfüllt worden war, wurde erfragt, welches Problem dies für sie darstellt. 68% empfanden den Kinderwunsch als großes oder sehr großes Pro-

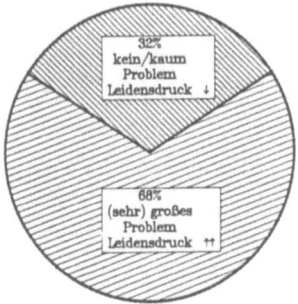

Abb. 2. Leidensdruck des nicht erfüllten Kinderwunsches. Nachbefragung „erweiterte Laparoskopie/IVF", Kinderwunsch nicht erfüllt (Frauen), N=128

blem, 32 % sahen darin kaum oder kein Problem (Abb. 2). Anders ausgedrückt dürfte bei der Gruppe, die den Kinderwunsch als großes oder sehr großes Problem ansieht, ein „überwertiger" oder „starker" Kinderwunsch vorliegen: Dies sind die Paare, die einen hohen „Ärzteverschleiß" haben, stark in der Behandlung agieren und mitunter auf invasivere Eingriffe drängen. Im Gießen-Test sind sie negativ sozial resonant und haben ein depressives Reaktionsmuster.

32 % der Paare, die das Problem des unerfüllten Kinderwunsches als geringes Problem ansehen, dürften einen „gesunden Kinderwunsch" haben. Sie sind zögernd gegenüber invasiveren medizinischen Eingriffen, bei ihnen wird der frustrane Kinderwunsch in Beruf und Freizeit relativ gut sozial untergebracht. Sie sind auch offener gegenüber einer möglichen Adoption (Stauber 1979).

Streß der IVF-Behandlung

Daß die einzelnen Behandlungsschritte der in-vitro-Fertilisation einen Streß für das Paar (und auch den Arzt) darstellen, ist jedem, der in diesem Verfahren beteiligt ist, bekannt. Wir wollten aber wissen, welche Behandlungsschritte als besonders unangenehm empfunden wurden (Abb. 3). Es überraschte uns nicht, daß von 88 % der Frauen das Eintreten der Monatsblutung als ziemlich oder sehr unangenehm eingestuft wurde. Denn dies bedeutete schließlich den Mißerfolg der

Psychosomatische Begleitung der IVF-Paare:

ziemlich/sehr unangenehm

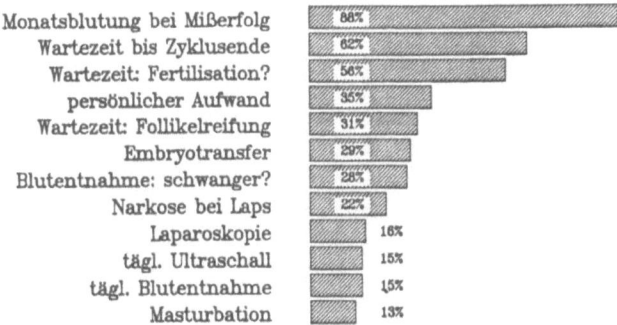

Abb. 3. Erleben der IVF-Behandlungsschritte (Frauen), N=195

Behandlung. Auffallend war aber, daß der medizinische Teil der Behandlung (z.B. Laparoskopie, Narkose, tägliche Ultraschallkontrollen, tägliche Blutentnahmen) nur von einer Minderheit als ziemlich oder sehr unangenehm empfunden wurde. Besonders unangenehm ist das jeweilige Warten auf den möglichen nächsten Erfolg: Wartezeit bis Zyklusende nach dem Embryotransfer: 62%. Wartezeit, ob überhaupt eine Fertilisation der Eizellen eintritt: 56%.

Wartezeit, ob eine genügende Follikelreifung vorhanden ist: 31%.

Dies bedeutet, daß das Hoffen und Warten auf den möglichen nächsten Teilerfolg eine größere Belastung darstellt, als der beispielsweise relativ invasive Eingriff der Laparoskopie oder die tägliche Ultraschallkontrolle mit gefüllter Blase. Da ähnliche Ergebnisse auch schon von anderen IVF-Zentren ermittelt wurden (Hölzle 1986), bedeutet dies, daß das Verfahren in sich, unabhängig von der ärztlichen Betreuung, eine enorme psychische Belastung darstellt.

35% der Patientinnen empfanden den persönlichen Aufwand, den sie mit der Behandlung durch IVF auf sich nehmen, als ziemlich und sehr unangenehm. Hierbei geht es vor allen Dingen um das Problem, die Behandlung und den Arbeitsplatz miteinander zu verbinden (Näheres siehe unten). 29% empfanden den Embryotransfer als

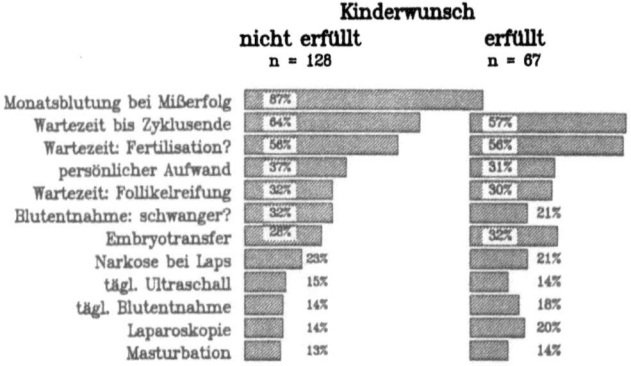

Abb. 4. Erleben der IVF-Behandlungsschritte „ziemlich/sehr unangenehm" (Frauen)

ziemlich oder sehr unangenehm. Dies mag mit der als ungewöhnlich empfunden Knie-Ellenbogenlage bei anteflektiert liegendem Uterus verbunden sein. Wir haben hier u.a. die Konsequenz daraus gezogen, daß der Ehemann beim Embryotransfer anwesend sein kann. Welche verborgenen Ängste nach dem Embryotransfer unausgesprochen bleiben, schilderte uns eine Patientin nach der Geburt ihres Kindes. Sie hatte zum Zeitpunkt der Laparoskopie und des Embryotransfers in einem Raum mit einer farbigen Patientin gelegen und hatte während der ganzen Zeit der Schwangerschaft die Befürchtung, daß eventuell Embryonen verwechselt sein könnten. Erst die weiße Hautfarbe ihres neugeborenen Kindes beruhigte sie.

Man könnte der Auffassung sein, daß gerade das negative Empfinden der Behandlungsschritte der in-vitro-Fertilisation bei den Paaren häufiger anzutreffen ist, deren Kinderwunsch nicht erfüllt ist. Dies hat sich nicht bestätigt. Wie die Abb. 4 zeigt, differieren die Zahlen kaum zwischen den Paaren, deren Kinderwunsch erfüllt ist, und den Paaren, deren Kinderwunsch noch nicht erfüllt ist. Ein etwas deutlicherer Unterschied ist lediglich an dem Punkt der Blutentnahme zu konstatieren, die Auskunft gibt, ob die Patientin schwanger ist oder nicht. Der Unterschied kann leicht dadurch erklärt werden,

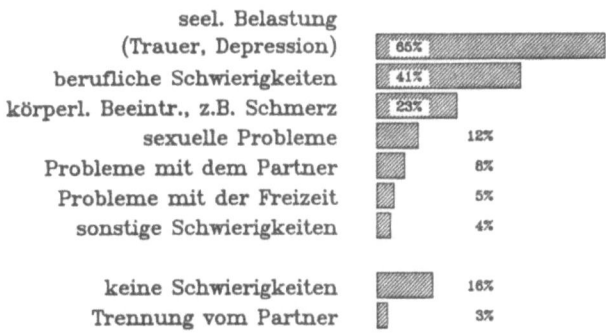

Abb. 5. Persönliche Schwierigkeiten bei der Behandlung (Frauen). Mehrfachnennungen, N=195

daß die Patientinnen, die nach IVF schwanger wurden, hier nun eindeutig die erste Bestätigung des Erfolgs der Behandlung hatten.

Auf die Frage nach den persönlichen Schwierigkeiten, die man bei der Behandlung auf sich nehmen muß, antworteten 65% der Patientinnen, daß das Verfahren eine seelische Belastung gewesen ist (Abb. 5). Dahinter verbirgt sich die Trauerarbeit nach Mißerfolg, aber auch die kurzfristige depressive Reaktion. Die meisten Antworten beziehen sich auf eine Zeit der starken psychischen Anspannung, die von den Patientinnen als Nervosität, als Streß oder als Angst wiedergegeben wurde.

Deutlich untergeordnet, aber immer noch bei 41% der Patientinnen vorhanden, sind persönliche Schwierigkeiten auf beruflichem Gebiet. Die meisten Patientinnen berichteten über Ausreden, die sie am Arbeitsplatz verbreitet haben, wenn sie zu spät kamen, über Lohneinbußen, über Geheimhaltung vor den Kollegen. Ein Chef warf der Patientin vor, „nur noch einen Halbtagsjob" zu haben. Hier sollte man die Konsequenz daraus ziehen, bei stärkeren beruflichen Schwierigkeiten und starker seelischer Belastung, eine Patientin krankzuschreiben.

23% der Patientinnen berichteten über körperliche Symptome. Verständlich für uns wären die Bauchschmerzen nach der Laparoskopie, ein Brustspannen nach der HCG-Applikation oder auch einen Kapselschmerz bei vergrößerten Ovarien. Es wurden aber auch häufig andere Beschwerden genannt:

Probleme mit dem Körpergewicht, Kreislaufprobleme, ein Aufblühen eines Ulcus ventriculi, Kopfschmerz, Müdigkeit, Abgeschlagenheit, Platzangst, Schwindel, Schwächegefühl und Schlafstörungen. Wir haben es also mit einer Vielzahl psychosomatischer Befindlichkeitsstörungen bei einer körperlichen Therapie zu tun. Sexuelle Probleme (seltener, lustloser Verkehr) gaben 12% der Paare an. 8% gaben Probleme mit dem Partner während der Zeit der Behandlung an (gereizte Stimmung), 5% hatten Probleme mit der Freizeit (Sport, Urlaubsgestaltung) und 4% klagten über sonstige Schwierigkeiten (mangelnder Kontakt zum IVF-Team, „ewige gute Ratschläge" der Kolleginnen am Arbeitsplatz).

Keine Schwierigkeiten berichteten nur 16% der Patientinnen, d.h., daß nur selten das gesamte Behandlungsverfahren ohne Schwierigkeiten verarbeitet werden kann. 3% der Patientinnen trennten sich von ihrem Partner. Dies betrifft den Behandlungszeitraum von 1983–1986. Zu konstatieren ist, daß alle diese Patientinnen ihren Kinderwunsch bisher nicht erfüllt hatten. Im Umkehrschluß läßt sich

Gespräche werden geführt

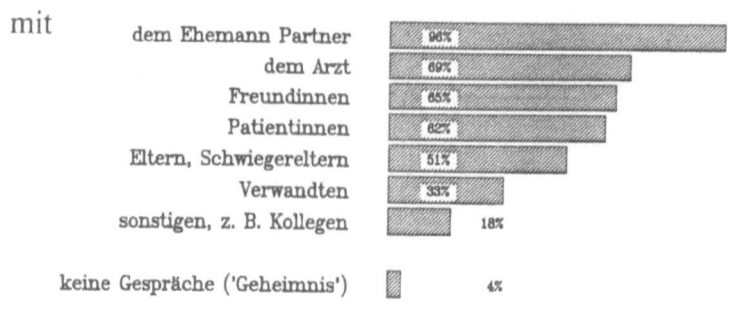

Abb. 6. Gespräche über Kinderwunschbehandlung (Frauen). Mehrfachnennungen, N=195

feststellen, daß alle Paare, bei denen nach Behandlung eine intakte Schwangerschaft eintrat, weiterhin eine intakte Beziehung haben. Das Kind kann also auch zur möglichen Stabilisierung einer Partnerschaft beigetragen haben. Bei nicht stabilen Partnerbeziehungen sollten wir allerdings mit einer Kinderwunschtherapie zurückhaltend sein und uns Zeit nehmen, diese Konflikte einer Lösung näherzubringen.

Informationsfluß während der Behandlung

Aus Untersuchungen über das Informationsverhalten von schwangeren Frauen wissen wir, daß die Gespräche mit anderen schwangeren Frauen eine hohe Bedeutung für die werdende Mutter haben. Wir wollten also wissen, ob ein ähnliches Phänomen auch bei Sterilitätspatientinnen vorhanden ist (Abb. 6). Selbstverständlich werden intensivere Gespräche bei den meisten Patientinnen (96%) mit dem Ehemann oder dem Partner geführt. An zweiter Stelle der Skala steht der Arzt mit 69%, Freunde oder Freundinnen mit 65% und Mitpatientinnen mit 62%. Dies bedeutet, daß das professionelle System (Arzt in der Praxis und Arzt im Krankenhaus) von nahezu gleicher Bedeutung ist, wie das Laiensystem (Freundinnen, Mitpatientinnen).

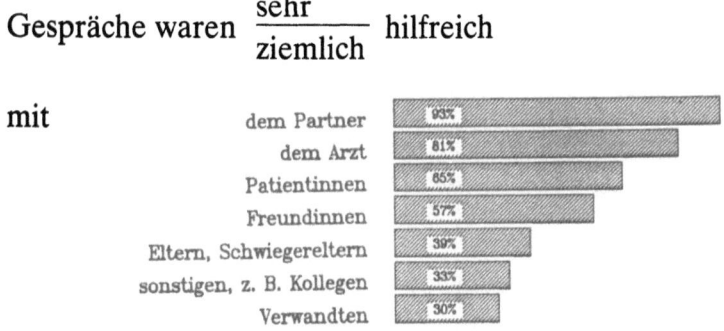

Abb. 7. Gespräche über Kinderwunschbehandlung (Frauen). Mehrfachnennungen, N=195

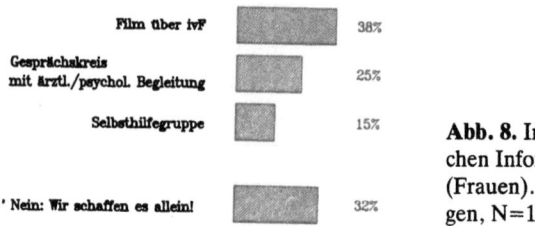

Abb. 8. Interesse an zusätzlichen Informationsangeboten (Frauen). Mehrfachnennungen, N=197

In der qualitativen Bewertung (Abb. 7) dieser Gespräche wird der Arzt etwas höher bewertet: 81% sahen die Gespräche mit dem Arzt als sehr oder ziemlich hilfreich an. 65% fanden die Gespräche mit anderen Patientinnen als sehr oder ziemlich hilfreich. Dies weist darauf hin, daß der Erfahrungsaustausch unter den Patientinnen z.b. bei der morgendlichen Ultraschallsprechstunde durchaus positiv und hilfreich sein kann.

Untergeordnet in der subjektiven Wertigkeit der Gespräche stehen z.b. Eltern oder Schwiegereltern (39%), andere Verwandte (30%) und sonstige Personen, z.B. die Arbeitskolleginnen mit 33%.

Die bisherigen Ergebnisse belegen, daß in den einzelnen Behandlungsschritten der in-vitro-Fertilisation eine Menge an Streß für die Patientin verborgen ist. Wir wollten nun wissen, ob zusätzliche Informationsangebote das Informationsbedürfnis der Patientinnen befriedigen können, und ob es Möglichkeiten gibt, zusätzliche psychische Unterstützungen für die Paare zu geben (Abb. 8). In der Beantwortung dieser Frage sagten 38% der Patientinnen, daß sie einen Film über das IVF-Verfahren wünschen. 25% begrüßten ein Behandlungsangebot eines Gesprächskreises mit ärztlicher oder psychologischer Begleitung und 15% würden die Einrichtung einer Laien-Selbsthilfegruppe befürworten.

Gesprächsgruppe „unerfüllter Kinderwunsch"

Wir haben an der Universitäts-Frauenklinik Berlin Charlottenburg seit einem halben Jahr einen Gesprächskreis „unerfüllter Kinder-

Psychosomatische Begleitung der IVF-Paare:

wunsch" eingerichtet. Dieser trifft sich einmal im Monat. Von seiten der Patienten werden hier vor allen Dingen die Fragen diskutiert: welche Bewältigungsstrategien gibt es beim unerfüllten Kinderwunsch? Wann soll man mit der Therapie aufhören, wo soll man sich Grenzen setzen? Es werden Diskussionen über eine mögliche Adoption geführt, sowie dazu, ob die Arbeit als Tagesmutter in der Bewältigung des Kinderwunsches weiterhilft. Auch der Austausch über den sozialen Makel der Kinderlosigkeit kann den Patientinnen weiterhelfen. Für den Arzt bedeutet diese Gesprächsgruppe ein tieferes Erkennen des Kinderwunsches der betreffenden Paare. Er kann mögliche Signale eines ambivalenten Kinderwunsches auffangen. Auch bietet ihm dieser Gesprächskreis die Möglichkeit, die Weichen zu stellen, wann eine Psychotherapie für das Paar oder die Patientin sinnvoll wird. In einer besonderen Weise ist dieser Gesprächskreis hilfreich für ausländische Patientinnen. Gerade Patientinnen aus dem südeuropäischen Raum stehen unter hohem sozialen Druck, wenn der Kinderwunsch unerfüllt ist. Von diesem Frauen wird oft berichtet, daß sie sehr darunter leiden, wenn Verwandte (insbesondere des Ehemannes) sich abfällig über die Kinderlosigkeit äußern. In einem solchen Gesprächskreis werden die Patientinnen mitunter darin bestärkt, ihren Gefühlen freien Ausdruck zu verleihen, da sie wissen, daß die anderen Patientinnen das gleiche Schicksal teilen. Eine Frau, die eine Leukämie hatte und erfolgreich therapiert wurde, berichtet: „Bei der Krebsbehandlung habe ich einiges durchgemacht, aber der Kinderwunsch ist für mich wichtiger als die Krebserkrankung." Dies zeigt uns deutlich, welche individuelle Bedeutung der Kinderwunsch haben kann.

Etwa 1/3 der Patientinnen antwortete uns auf unser Hilfsangebot: „Nein, wir schaffen es allein." Diese Patientinnen bekundeten, keine Hilfe von außen zu benötigen. Entweder kann diese Antwort ein Ausdruck einer Ich-Stärke sein. Es kann aber dahinter auch ein Paar mit „überwertigem Kinderwunsch" verborgen sein, das kaum Außenkontakte hat und im Persönlichkeitstest ein anklammerndes Verhalten zeigt. In einem solchen Fall wären die Zufriedenheit und Selbstsicherheit sehr trügerisch.

Weitere IVF-Therapie?

Da jede der befragten Patientinnen die Erfahrung zumindest mit einem einmaligen IVF-Versuch hatte, wollten wir zugleich wissen, wie diese Patientinnen zu zukünftigen IVF-Versuchen eingestellt sind (Abb.9). 61% der befragten Frauen möchten weiter IVF-Versuche durchführen, 31% wünschen keine weitere Therapie, 8% verhalten sich in ihrer Antwort noch offen.

Eine Patientin, die keine weitere IVF-Therapie wünscht, sagte uns sehr klar: „Während von seiten der Mediziner und der Presse immer neue Möglichkeiten aufgezeigt werden, die doch nur wenigen das ersehnte leibliche Kind bringen, verstreicht wertvolle Zeit, in der die meisten Frauen ihre Trauer schon hätten verarbeiten können und/oder ein Adoptivkind gehabt hätten." Eine Patientin, die weitere IVF-Versuche haben möchte, äußerte: „Ich mache weiter, bis nichts mehr geht..." Aus dieser Formulierung läßt sich ersehen, daß gerade die Ärzte in die Verantwortung gerufen sind, da sie das „bis nichts mehr geht" mitbeeinflussen. Die in-vitro-Fertilisation ist ein Behandlungsverfahren, das bis vor acht Jahren „nicht gegangen wäre". Nunmehr wird es international an einigen Instituten bereits ausgedehnt auf neue Grenzen: Eispende, Samenspende, Embryospende, Surrogatmutter.

In der näheren Begründung, warum weitere IVF-Versuche gewünscht werden, (Abb. 10) steht der Wunsch nach dem eigenen Kind im Vordergrund: 81% (Mehrfachnennung) sagten, daß sie „unbe-

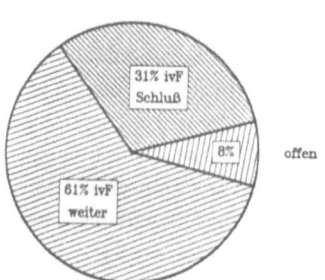

Abb. 9. Weitere IVF-Versuche? Nachuntersuchung „erweiterte Laparoskopie/IVF" (Frauen)

Psychosomatische Begleitung der IVF-Paare: 77

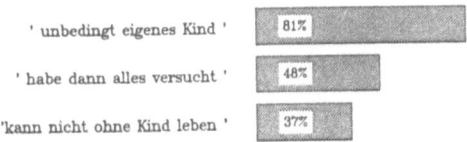

Abb. 10. Begründung für weitere IVF-Versuche (Frauen). Mehrfachnennungen, N=120

dingt ein eigenes Kind haben wollen." „Der Wunsch zum Baby ist so groß, daß man nicht aufhören kann," berichtete eine Patientin.

48% wollen sich rechtfertigen:„Ich habe dann alles versucht." Eine Patientin begründet dies wie folgt: „Ich lebe seit 20 Jahren mit meinem Partner ohne Kind, aber mit Kinderwunsch. Diesen habe ich seit meiner zweiten Tubargravidität 1972 zu verdrängen versucht, weil es für mich keine Möglichkeit einer Schwangerschaft mehr gab. Doch dieser Wunsch wurde vor gut einem Jahr wieder sehr lebendig, als ich über Retorte viel gelesen hatte und einen Beitrag darüber im Fernsehen gesehen habe. Ich hatte dann das Gefühl, etwas versäumt zu haben oder unterlassen zu haben. Daher begab ich mich in Ihre Obhut mit der Hoffnung auf ein Kind. Ich mache mich aber auch seelisch nicht damit fertig, wenn es nun nicht klappen sollte. Es ist für mich und für meinen Partner ein Versuch." 37% sagen: „Ich kann ohne Kind nicht leben." Wahrscheinlich ist dies ein Ausdruck des „überwertigen" oder „starken" Kinderwunsches, der sozial nicht untergebracht wird.

In der Begründung, warum keine weiteren IVF-Versuche durchgeführt werden sollen, (Abb. 11) steht der Rat der Ärzte (Mehrfachnennungen möglich) an erster Stelle: 27% der Patientinnen beendeten die Therapie auf Anraten der Ärzte. Unser Anraten, mit der Therapie aufzuhören, betraf sowohl rein medizinische Fälle: zu große Gefahren bei laparoskopischer Follikelpunktion oder ungenügende Stimulationsmöglichkeiten des Ovars, aber auch psychische Einschätzungen. Bisweilen zeigten Patientinnen in einem oder mehreren IVF-Versuchen, daß sie zu angespannt auf das Verfahren der in-vitro-Fertilisation reagierten, und daß sich ihre Hoffnungen nicht auf ein

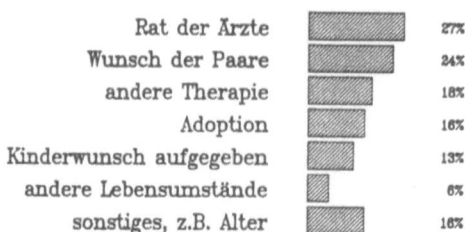

Abb. 11. Begründung gegen weitere IVF-Versuche (Frauen). Mehrfachnennungen, N=62

realistisches Maß reduzieren ließen. In diesen Fällen rieten wir von diesem Verfahren der Kinderwunsch-Therapie ab, bzw. dazu, eine längere Behandlungspause einzulegen. 24 % der Paare beendeten auf eigenen Wunsch. Eine Patientin schildert uns: „Solange beim Transfer nicht höhere Erfolgschancen bestehen, sollten nicht so viele Träume geweckt werden. Hier werden wohl noch einige Jahre an Forschungen vergehen – für mich leider zu spät. Ich habe mich endgültig mit der Kinderlosigkeit abgefunden. Es ist leichter für mich, diesen Entschluß zu tragen, als jeden Monat neu – besonders bei einem Transfer – enttäuscht zu werden." 18 % wünschen eine andere (weniger invasivere) Therapie, 16 % streben eine Adoption an und 16 % wollen aus sonstigen Gründen aufgeben: Alter über 40 Jahre, Operationsangst, zu großer Streß, Möglichkeit der Tubargravidität, Erfolg zu gering.

Konzept psychosomatischer Betreuung

Zusammenfassend läßt sich aufgrund der berichteten psychischen Belastungen folgern, daß eine psychosomatisch orientierte Voruntersuchung und eine ärztliche-psychologische Führung notwendig sind.

An der Universitäts-Frauenklinik Berlin Charlottenburg haben wir ein Konzept zur psychosomatischen Betreuung entwickelt, das sowohl diagnostische, therapeutische und Forschungsansätze beinhaltet. Es sei in kurzen Stichworten skizziert:

Psychosomatische Begleitung der IVF-Paare: 79

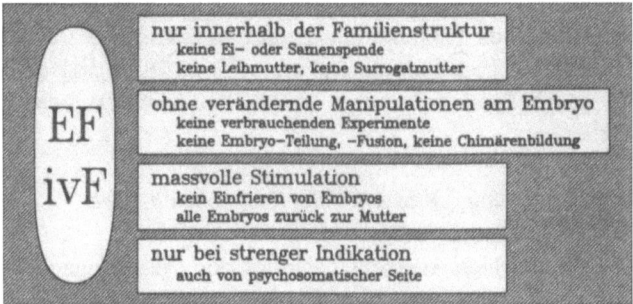

Abb. 12. Extrakorporale Fertilisation – Rahmenbedingungen „Berliner Modell"

*1. Aufnahmegespräch mit Einbeziehung
psychosomatischer Aspekte*
Wir wollen im üblichen Erstgespräch mit dem Paar den Leidensdruck durch unerfüllten Kinderwunsch einschätzen: Wie ist der Kinderwunsch motiviert? Wie läßt sich die Partnerbeziehung einschätzen? Vita sexualis? Bestehen psychosomatische Symptome (Unterbauchschmerz, Dysmenorrhöe etc.)? Gibt es anamnestische Hinweise auf Psychosen, Neurosen und Psychotherapien? Zugleich werden die Paare mit den Rahmenbedingungen unseres „Berliner Modell" konfrontiert (Abb. 12).

2. Psychosomatische Zusatzuntersuchung
Nach dem Erstgespräch wird dem Paar ein Untersuchungsinstrumentar überreicht. Dies enthält Daten zur Person und zur Biographie, die Einstellung des Paares zu seltenen Kinderwunschbehandlungen, den Persönlichkeitstest (Gießen-Test-S), den Test zur Partnerbeziehung (Gießen-Test-Fm-Fw) und eine Beschwerdenliste, über die wir erfahren wollten, ob eine Neigung zur psychosomatischen Multisymptomatik vorhanden ist.

*3. Aufzeichnung psychisch relevanter Daten in den
Sprechstundengesprächen betreffend die Arzt-Patient-Beziehung*
Hier gilt es vor allem bei den Voruntersuchungen, Signale für be-

handlungsbedürftige Sexualstörungen aufzufangen. Ist eventuell eine weiterführende Therapie notwendig? In jedem Fall soll aber nach dem Erstgespräch und während der weiteren Diagnostik der Hinweis auf unsere Gesprächsgruppe „unerfüllter Kinderwunsch" gegeben werden.

4. Aufzeichnung von psychischen Reaktionen bei den IVF-Behandlungsschritten
Der behandelnde Arzt sollte während der Zyklusdiagnostik die Reaktion des Paares erfassen. Die morgendliche Ultraschallsprechstunde gibt ihm täglich die Möglichkeit dazu. Durch frühere Untersuchungen haben wir sehen können, daß die tägliche Kontrolle des Follikelwachstums von der Patientin deutlich mitverfolgt wird. Außerdem konnten wir feststellen, daß während des Zeitpunktes der in-vitro-Fertilisation eine übermäßige Anspannung vorhanden ist. Auch zeigt sich mitunter eine Angst vor Verwechslung der Oozyten und des Spermas.

5. Fragebogen über Gedanken, Phantasien und Ängste bei der in-vitro-Fertilisationsbehandlung
Diesen Teil unseres Untersuchungsprogramms haben wir bereits abgeschlossen und ähnliche Phänomene wie bei der jetzigen Untersuchung gefunden. Die Möglichkeit für Verbesserungsvorschläge hat zur Einführung unserer Gesprächsgruppe sowie zur größeren Einbeziehung des Partners bei der in-vitro-Fertilisation geführt.

6. Nachuntersuchung bei erfolgloser IVF-Behandlung
In einer Längsschnittuntersuchung wollen wir feststellen, ob eine Verschiebung psychosomatischer Symptome vorhanden ist. Auch der Persönlichkeitstest soll mit dem Ausgangstest verglichen werden. Sehr wichtig scheint uns zu sein, daß die Patientin bei Mißerfolg unmittelbar nach Eintreten der Regelblutung die Möglichkeit hat, ihren behandelnden Arzt zu sprechen. Dies bedeutet für den Arzt nicht nur, daß er unmittelbar erfährt, ob die Behandlung erfolgreich war oder nicht, sondern auch, daß er je nach Reaktion der Patientin ein weiteres Gespräch mit ihr vereinbaren kann: über mögliche wei-

tere Behandlungsversuche, über Beendigung der Therapie oder über andere Behandlungswege.

7. Nachuntersuchung bei erfolgreicher IVF-Behandlung

Wir wollen den Verlauf von Schwangerschaft, Geburt und Wochenbett nachvollziehen und zu einem späteren Zeitpunkt (Langzeitaspekt) die Entwicklung der IVF-Kinder nachzeichnen. Daß diese Kinder mitunter besonderen Bedingungen ausgesetzt sind, erklärte uns eine Mutter in der Beschreibung der Reaktion auf der Wochenstation. Die Kinderschwestern bezeichneten das Neugeborene stets als „Retorten-Alex", was die Patientin nicht als Humor, sondern als diskriminierende Abstempelung empfand.

Durch diese sieben Schritte soll keinesfalls der Eindruck erweckt werden, daß die begleitende psychosomatische Untersuchung und Betreuung in der beschriebenen Art und Weise dogmatisch über die Paare gestülpt werden soll. Aus den Untersuchungsergebnissen geht hervor, daß nur ein individuelles Vorgehen wirkliche Unterstützung bringen kann. Wir wollten aber an dieser Stelle ein Konzept aufzeigen, mit dem unter den Bedingungen einer Universitätsklinik eine verantwortungsvolle Untersuchung dieses jungen Behandlungsgebietes entstehen kann.

Zum heutigen Zeitpunkt würden wir glauben, daß bestimmte Erkrankungen als psychosomatische *Kontraindikation* der IVF zu sehen sind: Psychose bei einem Partner, schwere neurotische Depressionen bei einem Partner, Aufrechterhaltung der Partnerschaft nur durch das gewünschte Kind und funktionelle („idiopathische", psychogene) Sterilität. Das letzte ist als relative Kontraindikation zu sehen. Es sollte aber oberstes Ziel sein, gerade bei einer idiopathischen Sterilität, mögliche psychogene Ursachen zu ergründen und im Falle einer medizinischen Therapie die am wenigsten belastende Therapie zu wählen. Die Formulierung von Kontraindikationen ist nicht als Selektionsmechanismus in dem Sinne zu verstehen, daß der Arzt sich zum obersten Richter über den Kinderwunsch des Paares aufschwingt. Es soll lediglich verstanden werden als Schutz von Mutter und Kind vor tiefergehenden psychischen Schäden (z.B. Schwangerschafts-, Wochenbettpsychose).

Zusammenfassend ergibt sich aus dreijähriger Erfahrung mit der in-vitro-Fertilisation, daß wir weiter dieses Behandlungsverfahren befürworten. Es setzt eine klare medizinische Indikation voraus und es sollte nur im homologen System erfolgen („Berliner Modell"). Psychosomatische Kontraindikationen müssen ausgeschlossen werden, und es sollte diese Behandlung mit einem Konzept psychosomatischer Begleitung der IVF-Paare vereinigt werden. Da die invitro-Fertilisation ein Verfahren darstellt, daß mißbräuchlicher Nutzung gegenüber offen ist, glauben wir, im „Berliner Modell" eine Rahmenbedingung gefunden zu haben, die praktikabel ist und ethische Bedenken berücksichtigt.

Literatur

1. Bernt H, Sudnik R, Bernt WD, Scheunemann P (1985) Psychologische Untersuchungen steriler Ehepaare im Rahmen eines In-vitro-Fertilisationsprogrammes, Zbl Gynäkol 110: 1424
2. Freeman EW, Boxer AS, Rickels K, Tureck R, Mastroianni L (1985) Psychological Evaluation and Support in a Program of in-vitro-Fertilization and Embryo Transfer, Fertil Steril 43: 48
3. Given JE, Jones GS, McMillen DL (1985) A Comparison of Personality Characteristics Between in-vitro-Fertilization and Other Infertile Patients. J in vitro Fertil Embryo Transfer 2: 49
4. Hölzle C (1984) Fragebogen zu Kinderwunsch und Behandlungserleben von IVF-Patientinnen, Abtlg. Medizinische Psychologie der Universität Münster (unveröffentlicht)
5. Hölzle C (1986) Nächster Zyklus – Neue Hoffnung. Medizinische und psychologische Aspekte der extracorporalen Befruchtung. Inst. für den wiss. Film, Göttingen
6. Kentenich H, Dincer C, Blankau A, Schmiady H, Stauber M (1986) Psychosomatic Reactions of Couples treated with IVF. J in vitro Fertil Embryo Transfer 3: 74
7. Morse C, Dennerstein L (1985) Infertile Couples entering an in-vitro-Fertilization Programme: A Preliminary Survey. J Psychosom Obstet Gynaec 4: 207
8. Stauber M (1979) Psychosomatik der sterilen Ehe, Grosse-Verlag Berlin
9. Stauber M (1986) Zur Psychosomatik der modernen Reproduktionsmedizin. Prax Psychother Psychosom 31: 285

10. Stauber M, Maaßen V, Dincer C, Spielmann H (1985) Extrakorporale Fertilisation – psychosomatische Aspekte. In: Jürgensen O, Richter D (Hrsg) Psychosomat. Probleme in der Gynäkologie und Geburtshilfe 1984, Springer, Berlin Heidelberg
11. Stauber M, Kentenich H, Maaßen H, Dincer C, Schmiady H (1986) Psychosomatisches Modell für die extrakorporale Fertilisation. In: Poettgen H, Fervers-Schorre B, Stauber M (Hrsg) Psychosomatische Probleme in der Gynäkologie und Geburtshilfe 1985, Springer, Berlin Heidelberg
12. Hall E (1985) The Gynaecologist and Artificial Reproduction. J Psychosom Obstet Gynaec 4: 317

In-vitro-Fertilisation – der Einfluß von psychischen Belastungen auf Fertilisierung und Implantation

P. Kemeter

Ein Fallbericht

Im September 1982 kam eine 29jährige Musikpädagogin wegen primärer Sterilität in zweijähriger Ehe mit einem 27jährigen Musiker zur Untersuchung an die Klinik. In Abb. 1 ist schlagwortartig aufgezeichnet, was in der Folge an Untersuchungen und Behandlungen bei dem Ehepaar durchgeführt wurde.

Die Zyklusanamnese und der gynäkologische Untersuchungsbefund waren unauffällig, jedoch war das Progesteron eine Woche vor der Menstruation niedriger als in einer normalen Lutealphase. Auch trat im Monat nach der Erstuntersuchung erstmals eine Zwischenblutung auf. Das Spermiogramm des Gatten war in Ordnung, so daß bei ihr als nächstes eine Hysterosalpingographie durchgeführt wurde. Diese zeigte eine Sactosalpinx rechts und einen isthmischen Tubenverschluß links, also keine Tubendurchgängigkeit.

Wir besprachen nun mit dem Ehepaar die weiteren therapeutischen Möglichkeiten, insbesondere die Prognose einer Tubenoperation und einer in-vitro-Fertilisation (IVF). Das Ehepaar entschied sich für letztere und so wurde ein Termin für die Durchführung der IVF im übernächsten Monat vereinbart. Dazu sollte es nicht kommen, da beim Gatten im nächsten Monat Schmerzen in der Leisten- und Hodenregion auftraten und er sich einer Antibiotikabehandlung durch den Urologen unterziehen mußte. Nach einem Monat waren bei ihm die Beschwerden abgeklungen und ein Kontrollspermiogramm war in Ordnung.

Es konnte nun die IVF durchgeführt werden, doch stellte sich bei der Laparoskopie heraus, daß der im Ultraschall gesehene Follikel

In-vitro-Fertilisation – der Einfluß von psychischen Belastungen

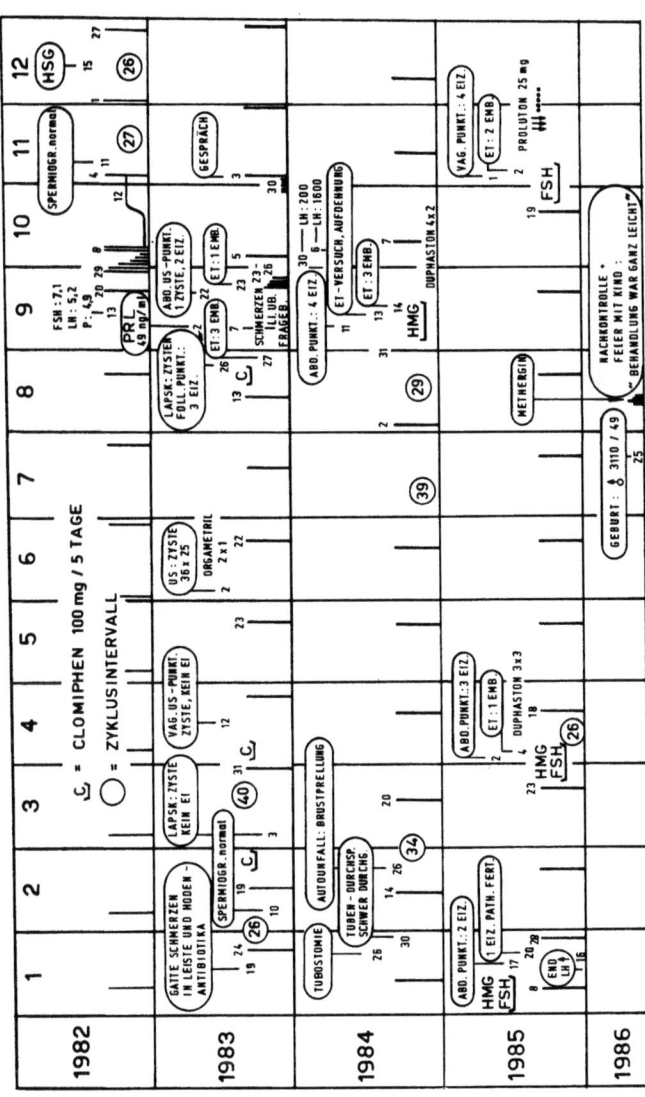

P: Progesteron (ng/ml), HSG: Hysterosalpingographie, LAPSK: Laparoskopie, VAG. US-PUNKT.: Vaginale Ultraschall-Punktion, US: Abdominelle Ultraschall, FOLL. PUNKT.: Follikelpunktion, ABD. US-PUNKT.: Ultraschall-Punktion, ET: Embryotransfer, PATH. FERT.: pathologisch fertilisiert, EMB.: Embryo(s), EIZ.: Eizelle(n)

Abb. 1. Primäre Sterilität. Untersuchungs- und Behandlungsschema

eine Zyste war, die keine Eizelle enthielt. Die folgende Regel trat auch verspätet ein, so daß der Zyklus nicht wie gewohnt, 26 oder 27 Tage dauerte, sondern 40 Tage. Auch der nächste IVF-Versuch verlief erfolglos, da sich bei der vaginalen Punktion unter Ultraschallsicht der Follikel wieder als Zyste entpuppte.

In der Annahme, daß das Clomiphen bei dieser Patientin zur Zystenbildung führe, verzichteten wir zwei Monate später auf jegliche Stimulationsbehandlung und fanden überraschenderweise doch wieder ein zystisches Gebilde, das deutlich größer als ein normaler praeovulatorischer Follikel war. Diesmal verzichteten wir auf eine Punktion und verabreichten ein Gestagenpräparat, welches zu einer Abbruchblutung und zum Verschwinden des zystischen Gebildes führte. Zwei Monate später führten wir wieder eine IVF-Behandlung durch und konnten 3 Eizellen gewinnen, obwohl neben den Follikeln Zysten zu sehen waren, welche ebenfalls abpunktiert wurden. Alle 3 Eizellen ließen sich befruchten und wurden in die Gebärmutter transferiert. Der weitere Verlauf war nun insofern gestört, als die Patientin schon 10 Tage nach der Punktion über stärkere Schmerzen im linken Unterbauch klagte und die Regelblutung schon am 12. Tag und nicht erst am 14. Tag wie bei einer normalen Lutealphase eintrat.

Dieser irreguläre Verlauf war für uns endokrinologisch nicht erklärbar, und wir vermuteten eine psychosomatische Störung, zumal uns mittlerweile eine gewisse Besessenheit bei der Patientin aufgefallen war. Wir ersuchten sie, unseren psychosomatischen Fragebogen auszufüllen, was sie zwar tat, aber gleichzeitig darauf bestand, sofort weiter mit IVF behandelt zu werden. Beim nächsten Versuch ließ sich eine von zwei Eizellen befruchten welche in den Uterus transferiert wurde. Diesmal trat gleich nach dem Transfer eine dreitägige uterine Zwischenblutung auf. Es kam wieder nicht zur Implantation und im darauffolgenden Zyklus hatte die Patientin eine 4-tägige Vorblutung.

Bei der Auswertung des psycho-sozialen Fragebogens fanden wir vor allem zwei Befunde bemerkenswert:
1. Ein relativ hohes Ausmaß an vegetativen Beschwerden, ausgedrückt im Klagsamkeits-Score (Abb. 2). Auf nähere Einzelheiten dieses Scores komme ich später noch zu sprechen.

In-vitro-Fertilisation – der Einfluß von psychischen Belastungen

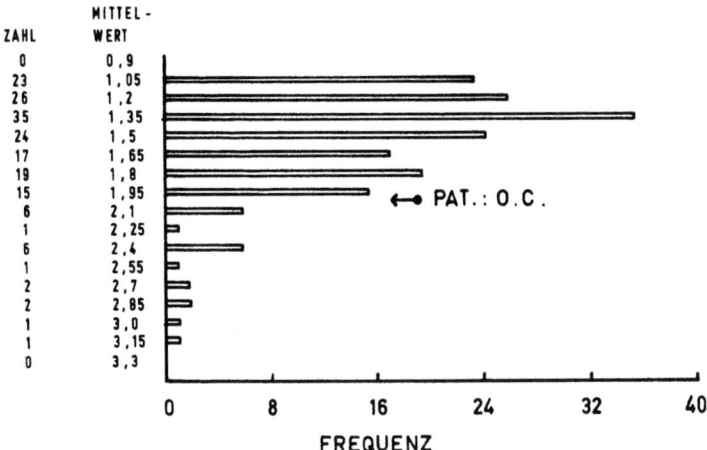

Abb. 2. Verteilung des Klagsamkeits-Scores

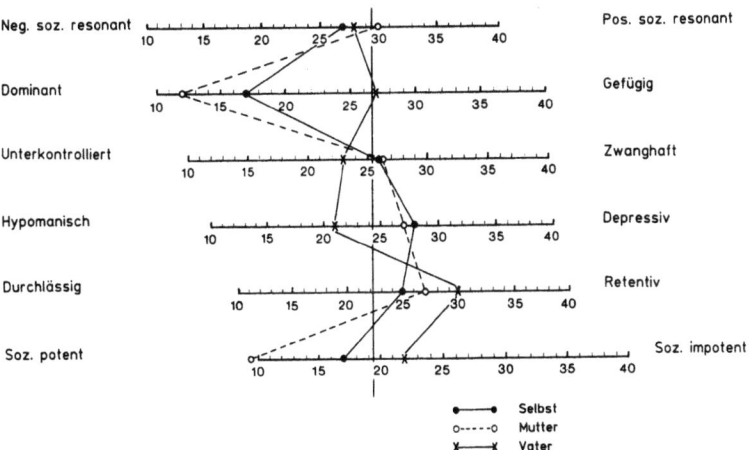

Abb. 3. Persönlichkeitstest (Gießen-Test)

2. Im Persönlichkeits-Test, dem sog. Gießen-Test (siehe später) war die Ähnlichkeit des Selbstbildes (wie sich die Patientin selbst sieht) mit dem Mutterbild (wie sie ihre Mutter sieht) besonders auffällig (Abb. 3).

Diese Befunde sind uns aus früheren Untersuchungen im Zusammenhang mit funktionellen Zyklusstörungen und idiopathischer Sterilität bekannt [1–4, 6–8] und wir baten die Patientin zu einem psycho-sozial orientierten Gespräch, dessen Inhalt nun schlagwortartig, wortgetreu aus der Krankengeschichte wiedergegeben werden soll:

Die Schwester ist 5 Jahre älter, war „schöner", und wurde von der Mutter besser angezogen, während sie die abgetragenen Sachen bekam. Die Schwester hat 2 Kinder, lebt auch in Österreich (sie und ihre Schwester sind aus einem Ostblockland nach Österreich emigriert). Sie besuchen ihre Eltern sehr oft. Sie hat anfangs 1 Jahr bei der Schwester gewohnt und sich nicht besonders mit ihr vertragen, dann ist sie ins Studentenheim gezogen. 1979 hat sie ihr Diplom gemacht, geheiratet. Ihren Mann hat sie vorher 1 Jahr gekannt. Vor der Heirat hat sie sehr stark unter Regelschmerzen gelitten, war fast ohnmächtig jedesmal, bei jedem Konzert ist die Regel gekommen (sie sollte zur Solistin ausgebildet werden).

Das war sicher nervlich, denn seit sie im Orchester spielt, sind die Regelschmerzen erträglich geworden. Die Eltern wollten statt ihr lieber einen Knaben, und sie wurde auch so ähnlich angezogen. Auch die Schwester wollte lieber einen Bruder. Während des Studiums wollte sie nicht schwanger werden, hat aber keine Kontrazeptiva verwendet, hatte auch keine Angst vor der Schwangerschaft. Sie wollte früher nur Knaben haben. Die Eltern haben die Meinung vertreten, nur Töchter zu haben, wäre eine Schande. Auch die Mutter habe sehr unter Regelschmerzen gelitten und viele körperliche Beschwerden gehabt.

Auf unsere Frage, ob sie da Zusammenhänge sähe, bejaht sie zögernd die Möglichkeit der Übernahme mütterlichen Verhaltens. Über ihren Gatten: Er hat einen sog. „Tic" (nervöses Zucken mit den Augen), er sei sehr streng von seinen gefühlskalten Eltern erzogen worden. Eigentlich wollte sie zuerst ein Kind. Als sich im Zuge

In-vitro-Fertilisation – der Einfluß von psychischen Belastungen 89

der Untersuchungen und Behandlungen herausstellte, daß sie wiederholt Zysten hatte, „gab sie ihn frei", er wollte das aber nicht. Sie fühlte sich minderwertig, da sie eine Frau ist, die keine Kinder bekommen kann. Ein ziemlicher Druck von den Schwiegereltern ist da. Sie verbringt Tage mit den Kindern der Schwester. Sie hat schon an Adoption gedacht, das will er aber nicht.

Nach diesem Gespräch sieht sie ein, daß es besser ist zu pausieren und sie setzt ihre letzten Hoffnungen auf eine Tubenoperation.

Im Januar 1984 wird die Tubostomie durchgeführt, wobei sich zeigt, daß die Prognose wegen der weitgehend destruierten Tubenschleimhaut schlecht ist. Einen Monat später hat die Patientin einen Autounfall, wobei sie sich eine Thoraxprellung zuzieht. Sie erholt sich zwar relativ rasch, doch der Zyklus bleibt teilweise bis zu 39 Tage verlängert.

Im September 1984 möchte sie wieder eine IVF und diesmal kommt es zu einer Schwangerschaft, welche mittels ansteigender LH/HCG-Werte diagnostiziert wird. Zufälligerweise ist ein Team des Zweiten Deutschen Fernsehens im Hause und möchte gerne eine Patientin interviewen, die mit IVF schwanger geworden ist. Die Patientin willigt unter der Voraussetzung ein, daß ihre Person im Fernsehen nicht erkannt werden kann. Während des Interviews fällt uns auf, daß in ihrem Ausdruck und ihrer Mimik mehr Besorgnis und Angst als Freude zum Ausdruck kommen.

Am nächsten Tag kommt es zu einer Blutung und die HCG-Werte waren abgefallen. Nach einer Periode der Enttäuschung und Trauer wird im Januar 1985 wieder eine IVF versucht, wobei es zu einem vorzeitigen LH-Anstieg kommt und 1 Eizelle pathologisch fertilisiert ist.

Im April 1985 kommt es zwar zum Transfer eines Embryos, doch nicht zur Implantation.

In mehreren Gesprächen wird der Patientin der Zusammenhang zwischen psychischen Faktoren und ihrem „Versagen" klarer und sie versucht selbst, den auf ihr lastender Druck zu verringern. Sie sorgt z.B. dafür, daß sie weniger unangenehme Klassen zu unterrichten bekommt, und sie vermeidet das Alleinsein, indem sie ihren Mann auf Tourneen begleitet. Weiters macht sie den Vorschlag, die Vorbehandlung im Rahmen der IVF weniger belastend zu gestalten, indem sie sich die Zeiten für die Injektionen selbst aussuchen kann u. dgl. Eine auf diese Weise „so nebenbei" durchgeführte IVF führt schließlich im November 1985 zur Schwangerschaft.

Auch hier hatte sie vor dem Ausbleiben der Regel Angst zu versagen und tat uns dies in mehreren Telefonaten kund. Wir haben nicht versucht, ihr die Angst auszureden, sondern sie ermuntert, mit ihrem Mann und Freunden über ihre Angst zu sprechen.

Mit zunehmender Schwangerschaftsdauer wurde sie sicherer und optimistischer. Die Geburt im Beisein ihres Mannes war ohne Auffälligkeiten und Komplikationen., sie gebar einen gesunden Knaben von 3.110 g und 49 cm. 2 Wochen nach der Geburt folgte sie ihrem Mann mit dem Kind zu seiner auswärtigen Arbeitsstelle und stillte das Kind voll. Eine Blutung nach 3 Wochen konnte mit Uterotonika zum Stillstand gebracht werden. 6 Wochen nach der Geburt kamen alle drei, um mit uns das freudige Ereignis zu feiern.

Auf unsere Bemerkung: „Nun hat sich diese ganze Mühe und Plage doch noch gelohnt", meinte sie: „Welche Mühe und Plage, das war doch ganz leicht." Jetzt, 8 Monate nach der Geburt stillt sie ihren Knaben noch voll und ist Tag und Nacht nur für ihn da.

Ich habe diesen Fallbericht deswegen so ausführlich beschrieben, weil er in vielen Punkten charakteristisch für die Psychosomatik der Infertilität ist.

Im folgenden möchte ich auf einige Gemeinsamkeiten eingehen, die sich nach Auswertung von 666 psycho-sozialen Fragebögen auch statistisch belegen lassen.

Die vegetative Labilität

In unserem Fragebogen wird das Ausmaß der vegetativen Labilität mit Fragen nach 58 verschiedenen Beschwerden in 5 Ausprägungsgraden geprüft. Den Mittelwert aus allen Beschwerdescores bezeichnen wir als Klagsamkeitsscore. In Abb. 4 sind die Mittelwerte und Standardabweichungen des Klagsamkeitsscores bezogen auf die Kontrollgruppe und die Patientinnen sowie bezogen auf verschiedene

In-vitro-Fertilisation – der Einfluß von psychischen Belastungen

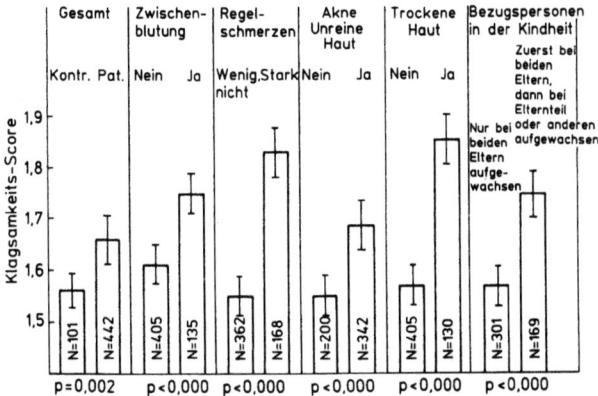

Abb. 4. Allgemeine Klagsamkeit (vegetative Beschwerden); Mittelwert und Standardabweichung

Symptome und Bezugspersonen in der Kindheit dargestellt. Wie wir schon früher zeigen konnten [3, 4], haben Patientinnen mit Sterilität oder Hormonstörungen signifikant mehr vegetative Beschwerden als Kontrollpersonen. Als Kontrollgruppe wurden Frauen der Familienplanungsambulanz genommen, die einen normalen Zyklus hatten, keine körperlichen Beschwerden angaben und nur wegen des Wunsches nach Kontrazeption die Ambulanz aufsuchten. Zur Kontrollgruppe zählen weiters Angestellte der Firma Bender & Co. in Wien, welche freiwillig den Fragebogen ausgefüllt haben, wofür wir uns nachmals recht herzlich bei ihnen bedanken wollen.

Schließlich konnten noch einige Frauen aus dem Bekanntenkreis der Autoren als Kontrollpersonen gewonnen werden.

Zwischen Patientengruppe und Kontrollgruppe besteht kein signifikanter Unterschied, was das Alter, den Stand, den Beruf und die Schulbildung betrifft. Die Kontrollgruppe hat jedoch signifikant mehr Kinder geboren als die Patientengruppe. Wie aus Abb. 4 weiters zu ersehen ist, haben Frauen mehr und stärkere vegetative Beschwerden, welche Zwischenblutungen angeben, starke Regelschmerzen haben und über unreine Haut oder Akne, aber auch über trockene

Haut klagen. Diese Symptome können somit als Signale erhöhter vegetativer Labilität gewertet werden. Besonders interessant finden wir die Tatsache, daß Frauen, welche nicht nur bei beiden Eltern aufgewachsen sind, sondern in der Kindheit einen Wechsel der Bezugspersonen erlebt haben wie z.b. durch Verlust eines Elternteils, sei es durch Scheidung oder Tod bzw. einen Wechsel zu Großeltern oder anderen Verwandten, bzw. ins Heim oder Internat, ebenfalls mehr unter vegetativen Beschwerden leiden als Frauen, die nur bei beiden Eltern aufgewachsen sind. Zu ähnlichen Ergebnissen kam die Mannheimer Kohortenstudie über verursachende Faktoren bei psychischen und psychosomatischen Störungen durchgeführt vom Zentralinstitut für seelische Gesundheit in Mannheim (Prof. Heinz Schepank) [9]. Sie fanden auch einen Zusammenhang zwischen erhöhter psychischer und körperlicher Krankheitsanfälligkeit und dem Wechsel von Bezugspersonen in der Kindheit. Zudem stützt dieses Ergebnis die analytische Theorie von der entscheidenden Bedeutung der Primärbeziehungen für die seelische und auch körperliche Gesundheit eines Menschen.

Dies bringt uns zum nächsten Abschnitt, der sich mit dem Persönlichkeitsprofil beschäftigt.

Das Persönlichkeitsprofil im Gießen-Test, Selbstbild, Mutterbild und Vaterbild

Das Selbstbild unserer Kontrollgruppe kommt dem Selbstbild des Normalkollektivs, welches von Beckmann und Richter (1975) [5] gefunden wurde, recht nahe (Abb. 5). Das gibt uns die Gewißheit, daß unsere Kontrollgruppe auch wirklich ein „Normalkollektiv" darstellt. Das Mutterbild dieser Kontrollgruppe weicht hingegen in 4 Skalen deutlich vom Selbstbild ab, nämlich in Richtung Zwanghaftigkeit, Depressivität, Retentivität und soziale Impotenz (Abb. 5). Leider haben wir von der Kontrollgruppe kein Vaterbild, da wir dieses erst später dem Fragebogen beifügten, als die Erhebung der Kontrollgruppe bereits abgeschlossen war. Patientinnen mit Sterilität und/oder Hormonstörungen sehen jedenfalls ihren Vater prinzipiell an-

In-vitro-Fertilisation – der Einfluß von psychischen Belastungen 93

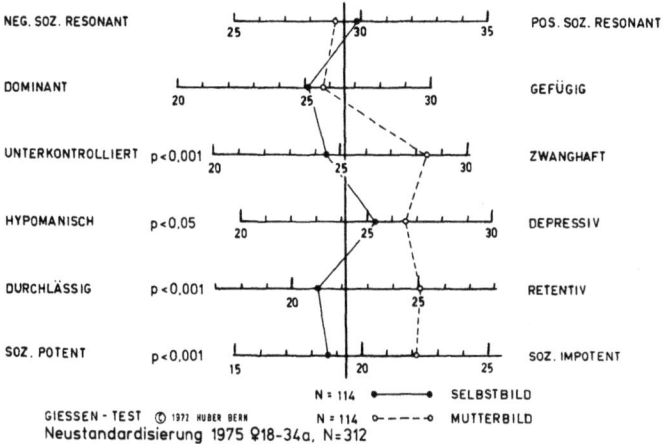

Abb. 5. Gießen-Test, Kontrollgruppe, Selbstbild und Mutterbild

ders als die Mutter, nämlich viel dominierender, eher hypomanisch, jedoch auch wesentlich retentiver und sozial weniger potent als sich selbst (Abb. 9). Frauen mit Sterilität und/oder Hormonstörungen unterscheiden sich von der Kontrollgruppe vor allem durch erhöhte Zwanghaftigkeit, Depressivität und – allerdings knapp, nicht signifikant – erhöhte Retentivität (Abb. 6). Dieses Ergebnis hat sich schon früher bei einer geringeren Fallzahl gezeigt [3, 4, 6–8].

Das Mutterbild bei Patientinnen weicht zwar in 5 von 6 Skalen signifikant vom Selbstbild der Patientinnen ab (Abb. 7), die Mittelwertskurven beider Bilder zeigen aber bei den Patientinnen doch einen viel ähnlicheren Verlauf als bei der Kontrollgruppe (Abb. 5). Bedingt durch die höhere Fallzahl der Patientinnen sind eben kleinere Mittelwertsabweichungen bereits signifikant. Trotzdem kommt das Selbstbild der Patientinnen ihrem Mutterbild viel näher als dies bei der Kontrollgruppe der Fall ist, und zwar läßt sich dies am besten zeigen, wenn man die Differenz zwischen Selbstbild und Mutterbild bildet (Abb. 8). Die Kontrollgruppe sieht sich im Vergleich zu den Patientinnen viel weniger zwanghaft, depressiv und verschlossen als ihre Mutter, oder anders ausgedrückt, die Differenzkurve der Patien-

94   P. Kemeter

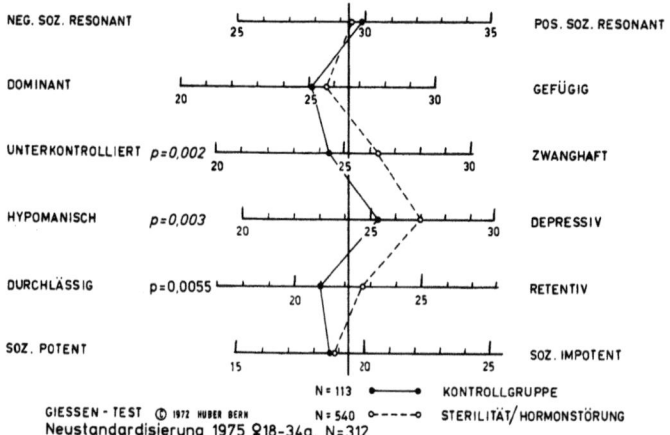

Abb. 6. Gießen-Test, Kontrollgruppe und Sterilität/Hormonstörung, Selbstbild

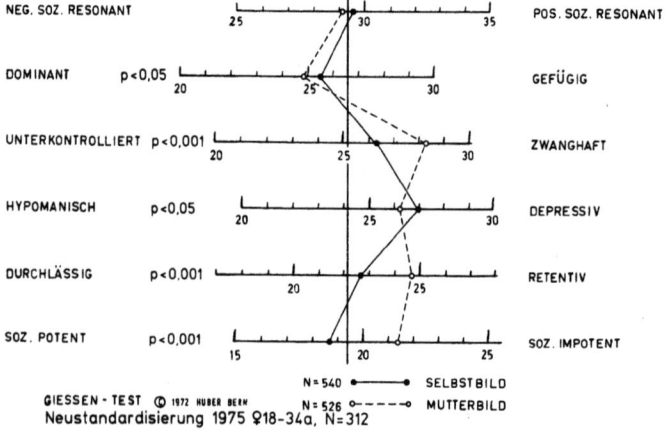

Abb. 7. Gießen-Test, Sterilität und/oder Hormonstörung, Selbstbild und Mutterbild

In-vitro-Fertilisation – der Einfluß von psychischen Belastungen 95

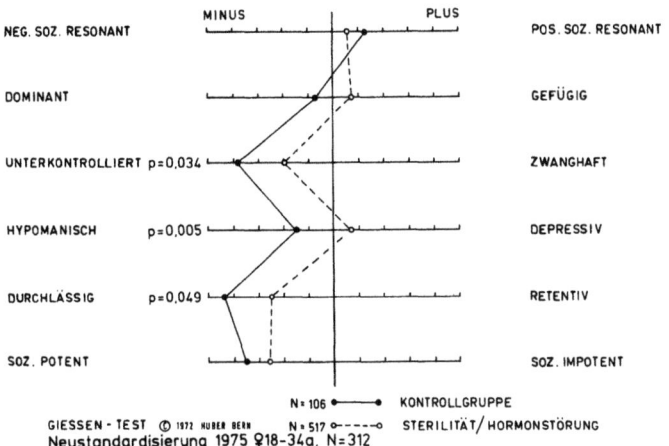

Abb. 8. Gießen-Test, Differenz Selbstbild/Mutterbild

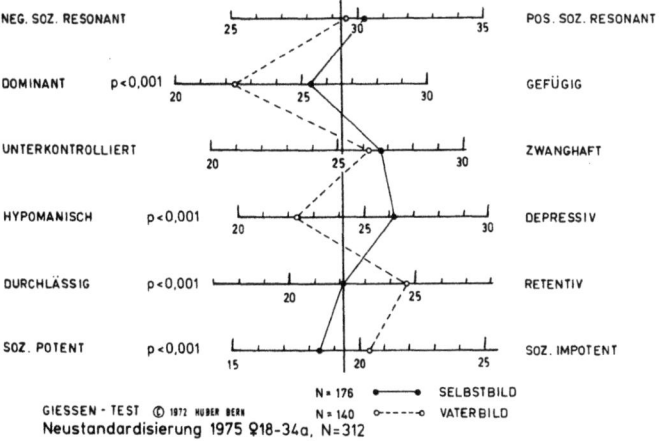

Abb. 9. Gießen-Test, Sterilität und/oder Hormonstörung, Selbstbild und Vaterbild

tinnen weicht in allen Skalen weniger von der Null-Linie ab als die Kurve der Kontrollgruppe. Wir können dieses Ergebnis so interpretieren, daß sich die Patientinnen mehr mit ihrer Mutter identifizieren als die Frauen der Kontrollgruppe. Wir sehen darin die oft gemachte Beobachtung bestätigt, daß Frauen mit Sterilitätsproblemen oder Hormonstörungen die Loslösung von der eigenen Mutter nur unzureichend geschafft haben und dementsprechend emotionell unreif und unsicher wirken. Bezüglich des Vaterbildes wollen wir wegen des Fehlens einer Kontrollgruppe mit schlüssigen Aussagen zurückhaltend sein. Zwar wird der Vater von den Patientinnen viel dominierender und weniger depressiv als die Mutter gesehen, aber etwa gleich retentiv (verschlossen, Gefühle und Liebesbedürfnisse zurückhalten), und sozial gleich wenig potent wie die Mutter (Abb. 9).

Hormonstörungen und depressive Verstimmung

Wir konnten schon früher einen Zusammenhang zwischen verlängerten Zyklusabständen bis zu 3 Monaten und erhöhter depressiver

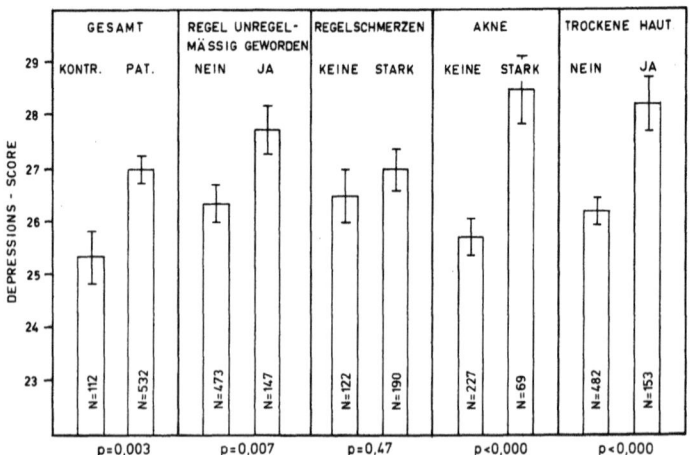

Abb. 10. Depressive Verstimmung (Mittelwert und Standardabweichung)

Verstimmung im Gießen-Test finden [3, 4]. Nun wollten wir den Zusammenhang von Depressivität und anderen oft registrierten Symptomen bei Sterilitätspatientinnen prüfen. In Abb. 10 sind einige dieser Zusammenhänge dargestellt. Ganz allgemein sind Patientinnen mit Sterilitäts- und/oder Hormonstörungen im Mitel depressiver als die Kontrollgruppe. Dies trifft auch für Patientinnen zu, die angeben, daß der Zyklus erst in letzter Zeit unregelmäßiger geworden sei. In noch stärkerem Maß sind Frauen depressiv, die unter unreiner Haut oder Akne leiden, was unter anderem als Symptom eines erhöhten Androgenspiegels adrenaler und/oder ovarieller Herkunft angesehen wird. Auch ein Symptom der latenten oder manifesten Hypothyreose, nämlich die trockene Haut ist mit Depressivität korreliert. Nicht signifikant hingegen ist der Zusammenhang zwischen starken Regelschmerzen und Depressivität.

Diese Ergebnisse zeigen, daß die erwähnten Symptome nicht nur mit einer erhöhten vegetativen Labilität, sondern oft auch mit endokrinen Störungen sowie mit depressiver Verstimmung verbunden sind, womit der innige Zusammenhang zwischen Vegetativum, endokrinem System und psychischer Befindlichkeit unterstrichen wird.

Organische und funktionelle Sterilität

Die vegetative Labilität der Patientinnen mit tubarer, also „organischer" Sterilität ist etwas geringer als die der Patientinnen mit intakten Eileitern (Klagsamkeit-Scores 1.6 ± 0.4 versus 1.7 ± 0.4, p = 0.11, n.s.). Hingegen war kein Unterschied zwischen Patientinnen mit fertilen und subfertilen oder infertilen Männern zu sehen.

Im Gießen-Test allerdings waren die Patientinnen mit funktioneller Sterilität depressiver als Patientinnen mit Tubensterilität (Abb. 11). Patientinnen mit subfertilen Männern waren dabei vorher ausgeschieden worden.

Dieser Unterschied in der Depressivität war bei früheren Studien nicht gefunden worden, so daß wir der Meinung waren, es gäbe keinen Unterschied zwischen organischer und funktioneller Sterilität was die Persönlichkeitsstruktur der Frau betrifft [6–8]. Allerdings

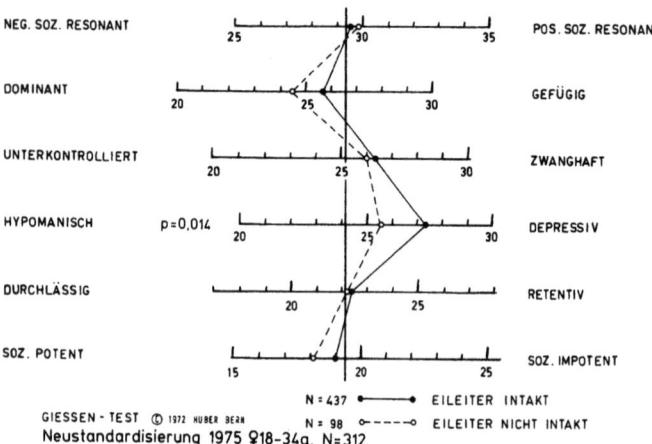

Abb. 11. Gießen-Test, Selbstbild, Sterilität/Hormonstörung, Eileiter intakt/ nicht intakt

war auch in der jetzt durchgeführten Studie kein Unterschied in der Zwanghaftigkeit zwischen organischen und funktionellen Sterilitäten zu finden gewesen, wohl aber zur Kontrollgruppe ($p < 0.05$).

Eizellfertilisation und Schwangerschaftseintritt

Da wir den Fragebogen bisher vorwiegend an Patientinnen mit funktioneller Sterilität gaben, haben wir erst 60 Auswertungen von Patientinnen aus dem IVF-Programm. Trotz dieser relativ kleinen Zahl ist es im Gießen-Test zu Unterschieden, was die Eizellfertilisation betrifft, gekommen (Abb. 12). Bei 19 Patientinnen ließen sich die Eizellen in vitro nicht fertilisieren. Bei ihnen fällt der hohe Score in Richtung soziale Potenz auf, welcher im Vergleich zu den Patientinnen mit Eizellfertilisation hoch signifikant unterschiedlich ist. Die „Fertilisationsversagerinnen" waren zwar auch depressiver, dies war aber statistisch nicht signifikant.

In-vitro-Fertilisation – der Einfluß von psychischen Belastungen   99

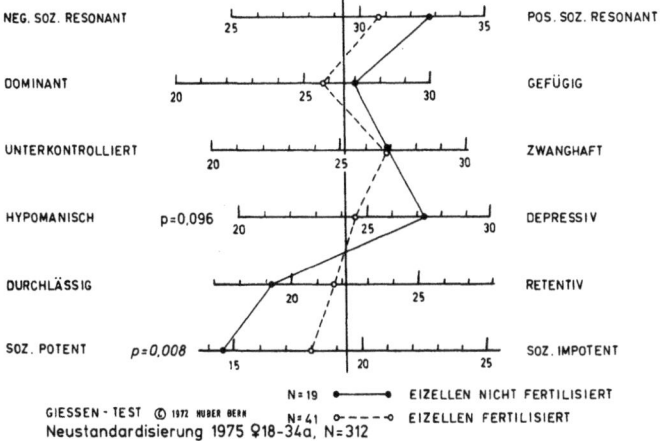

Abb. 12. Gießen-Test, Eizell-Fertilisierung nach IVF

Unseres Erachtens drückt der hohe Score in Richtung soziale Potenz den Versuch der Patientin aus, mit Hilfe einer stark positivistischen Einstellung, die oft an einer überschwenglich freundlichen, aktiven und kooperativen Art zu erkennen ist, ihre inneren Ängste, Zweifel und Zwiespältigkeiten zu überspielen. Um mehr Fälle mit Schwangerschaftseintritt zu bekommen, haben wir auch Patientinnen mit erfolgloser oder erfolgreicher Inseminationsbehandlung – vorwiegend mit Donorspermien – in die Gruppe aufgenommen (Abb. 13).

Hier zeigt sich ebenfalls, daß Patientinnen mit erfolgloser Behandlung sich sozial potenter geben, vor allem aber wesentlich sozial resonanter.

Wir müssen diese Ergebnisse aber mit Vorsicht behandeln, da die Frauen, welche durch die Behandlung schwanger wurden, häufiger als die anderen Frauen den Fragebogen erst nach Schwangerschaftseintritt ausgefüllt haben.

Wir werden diese Studie aber in einer prospektiven Weise fortsetzen, um zu sehen, ob sich diese Ergebnisse bestätigen lassen und in

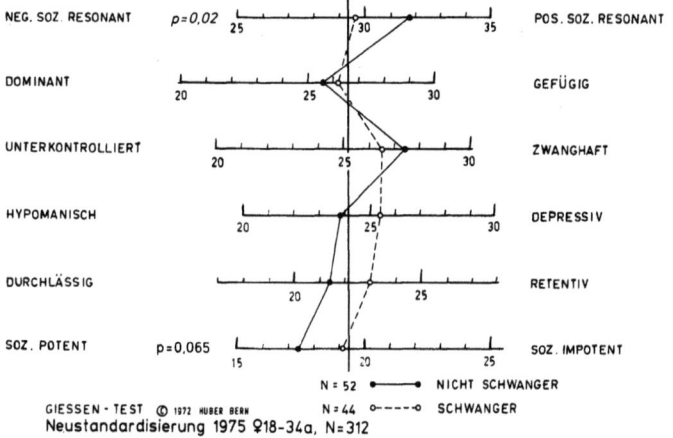

Abb. 13. Gießen-Test, Erfolg der Sterilitätsbehandlung (INSEM oder IVF)

der Zukunft vielleicht prognostische Hinweise auf den Behandlungserfolg geben könnten.

Diskussion

Einige Beobachtungen in unserem Fallbericht sind durch Ergebnisse unserer Fragebogenstudie bestätigt worden und haben dadurch mehr Allgemeingültigkeit bekommen. „Unsere" Patientin bekam am Beginn und in der ersten Behandlungsphase Zwischenblutungen als sie auch eine erhöhte vegetative Labilität im Test aufwies (s. Abb. 2) und im Vergleich zu Kontrollpersonen im Gießen-Test eher zwanghaft – depressiv war (s. Abb. 3, 6). In der ersten Behandlungsphase entwickelte sie unter Clomiphenstimulation lediglich Zysten und keine normale Follikel mit Eizellen. Die zystische Degeneration der Follikel beruht häufig auf einer nicht zyklusphasengerechten Erhöhung der LH-Ausschüttung aus der Hypophyse, die zur Degeneration der Follikel führt wie auch beim Syndrom der polyzystischen Ovarien [10]. Die Unterbauchschmerzen bzw. Zwischenblutungen nach Embryotransfers waren gynäkologisch oder endokrinologisch nicht erklärbar, sondern offenbar durch eine erhöhte Kontraktionsbereitschaft der glatten Muskulatur im kleinen Becken bedingt. Interessant ist auch die Episode mit dem Symptomwechsel zum Gatten (s. Abb. 1, Januar 1983). Den Wechsel von Symptomen von einem Partner zum anderen finden wir häufig bei symbiotisch anklammernden Partnerbeziehungen wie sie schon Stauber beschrieben hat [11]. In unserem Beispiel war dies kurz nachdem die organische Sterilität der Patientin festgestellt worden war. Es ist daher gar nicht so verwunderlich, daß relativ häufig bei beiden Partnern Sterilitätsursachen gefunden werden. Wir finden z.B. 30 % pathologische Spermiogrammparameter im Rahmen unseres IVF-Programms [12].

Die Besessenheit bzw. zwangshafte Zielstrebigkeit, mit der Patientinnen sich oft in eine Behandlung begeben, kann als schlechte Prognose für das Eintreten einer Schwangerschaft gewertet werden, wie wir in unserem Fallbeispiel gesehen haben und wie auch aus den Abb. 12 und 13 zu entnehmen ist. So wie bei unserem Fallbericht ist oft ein längerer Lernprozeß für die Patienten notwendig, in welchem sie Distanz zu ihrem Problem gewinnen und sich von dem unmittelbaren Druck befreien, dem sie sich selbst aussetzen und dem sie von ihrer Umgebung ausgesetzt werden. Dadurch ist vielleicht die Tatsache zu erklären, daß nach unserer Statistik die Erfolgsrate im 5.–12. IVF-Versuch höher als im 1.–4. (Abb. 14).

Schlußfolgerung

Im Lichte der nun präsentierten Daten aus 666 Fragebögen von 115 Kontrollpersonen und 551 Patientinnen und des beispielhaften Fallberichtes sollten wir unser Konzept der Sterilitätsbehandlung neu überdenken. Vor allem sollte uns immer völlig klar sein, daß der überwiegende Teil von Zyklusstörungen und anderen endokrinen Störungen wie Hyperandrogenismus (Akne, Hirsutismus), latenter Hypothyreose sowie der Hyperprolaktinämie und Galaktorrhoe psychogen bedingt sind. Es ist zwar möglich und sicher auch sinnvoll, diese endokrinen Abweichungen medikamentös auszugleichen bzw.

IVF-BEHANDLUNGEN	1.	2.	3.	4.	5.	6.	7.	8.	9.-12.	Σ
% NORM. SCHWANGERSCH.	8,1	10,5	7,8	6,9	16,7		33,3	50		
N	520	152	51	29	18	8	3	2	4	787

IVF-BEHANDLUNGEN	1.-4.	5.-12.	Σ
% NORM. SCHWANGERSCH.	8,5	14,3	
N	752	35	787

Abb. 14. Prozent-Normale-Schwangerschaften pro IVF-Behandlung

zu normalisieren, niemals aber kann eine solche medikamentöse Therapie die Ursachen der Störung beseitigen. Da auch Patientinnen mit „organischer" Sterilität eine gegenüber Kontrollpersonen erhöhte vegetative Labilität und erhöhte Zwanghaftigkeit im Persönlichkeitstest aufweisen, ist auch bei ihnen ein psychogene Genese der Störung anzunehmen. Dies insbesondere deshalb, weil die erhöhte vegetative Labilität einen signifikanten Zusammenhang mit wechselnden Bezugspersonen in der Kindheit aufweist, oder, wie unser Fallbeispiel zeigt, mit emotioneller Ablehnung durch primäre Bezugspersonen in Verbindung zu stehen scheint. Sterilität kann deshalb als Symptom einer psychosomatischen Störung aufgefaßt werden, wobei der Organismus mit seinen zur Verfügung stehenden Mitteln, nämlich dem vegetativen Nervensystem, dem neuro-endokrinen System und dem Immunsystem (Infektabwehr, Adnexitis!) im Zentrum steht. Selbstverständlich hat das Erleben der Sterilität selbst Rückwirkungen auf die Psyche und den Organismus, so daß wir auch die somato-psychische Komponente berücksichtigen müssen. So gesehen, verstehen wir nun jede Sterilitätsbehandlung als einen Lernprozeß für die Patienten und für uns selbst. Schon von der ersten Konsultation an soll die Psychodynamik der Partner miterfaßt und bei allen weiteren diagnostischen und therapeutischen Maßnahmen mit berücksichtigt werden. Dabei sind Befunde wie erhöhte vegetative Labilität oder Depressivität genauso ernst zu nehmen wie pathologische Befunde der HSG, der Laparoskopie oder der Hormonuntersuchung. Eine genaue und sachliche Information der Patienten über die bei ihnen gefundenen somatischen, psychischen und psychosomatischen Befunde und deren wechselseitige Beeinflussung wirkt vertrauensbildend und hilft, die Abwehr der Patienten gegen aufdeckende Manöver abzubauen. Es ist oft schwer, dem zwanghaften Druck der Patienten nach möglichst rascher medizinischer Behandlung zu widerstehen, insbesondere dann, wenn diese der Meinung sind, die Besprechung psychologischer Dinge sei reine Zeitverschwendung. Dann kann die Zusage einer medizinischen Behandlung, wie z.B. einer IVF in einigem Zeitabstand – also eine Aufschiebung ohne Ablehnung – bereits einigen Druck von den Patienten nehmen. Aber auch eine unter „Druck" bzw. in schlechter psychischer Verfassung durchgeführte IVF ist – auch wenn keine Fertilisation oder Schwangerschaft eingetreten ist – nicht unbedingt sinnlos gewesen, sondern kann für die Patienten einen Gewinn an Lebenserfahrung gewesen sein und zu ihrer Reifung beigetragen haben.

Wir Ärzte sollten davon wegkommen, unsere Befriedigung und den Erfolg lediglich in der Erzielung von Schwangerschaften zu sehen. Denn, wie wir ja wissen, hängt der Ausgang einer Schwangerschaft und das weitere Schicksal eines Kindes bzw. der ganzen Familie entscheidend von den Bedingungen ab, unter welchen die Schwangerschaft entsteht und verläuft. Z.B. wissen wir, daß sowohl die IVF als auch der Gametentransfer öfter als normal zu Mehrlingsschwangerschaften führen. Es ist nun leicht verständlich, daß Mehrlinge für ein Ehepaar, welches von Haus aus, mehr unbewußt, einem Kind gegenüber stark ambivalent eingestellt ist, eine enorme Belastung sein können.

Mir sind bisher mehrere Fälle bekanntgeworden, wo sich Frauen künstlich gezeugte Mehrlingsschwangerschaften abbrechen ließen, weil sie diese nicht verkraften konnten.

Wir sollten also lernen, auch das Zuwarten, das Reifenlassen und auch die Trauer über „erfolglose" Behandlungen nicht als unser Versagen, sondern als mitunter sinnvolle Maßnahme zu werten, die den Patienten von Nutzen sind. Dafür dürfen wir uns dann umso mehr auch über spontan eingetretene Schwangerschaften unserer Patientinnen freuen, auch wenn sie nicht die direkte Folge einer künstlichen Befruchtungsmethode waren [13].

Die behandlungsunabhängige Schwangerschaftsrate nach erfolglosen IVF-Versuchen ist übrigens größer als der Wahrscheinlichkeitsrechnung nach zu erwarten wäre [14]. An Steppe hat 6 Frauen, die kurz nach erfolglosen IVF-Behandlungen schwanger wurden, analysiert und gefunden, daß in jedem Fall das Abwenden der Aufmerksamkeit vom Kinderwunsch zum Nachlassen der Spannung geführt und den Schwangerschaftseintritt dadurch offenbar erst ermöglicht hat [15].

Literatur

1. Eder A, Kemeter P (1982) Function and „Usefulness" of Hormone Disturbances in the Biography of Gynecological Patients. In: Prill HJ, Stauber M (eds) Advances in Psychosomatic Obstetrics and Gynecology. Springer, Berlin Heidelberg New York: 141
2. Kemeter P, Eder A (1982) A Diagnostic Instrument to Evaluate the Psychosomatic Background of Gyneco-Endocrinological Disturbances and Functional Sterility. In: Prill HJ, Stauber M (eds) Advances in Psychosomatic Obstetrics and Gynecology. Springer, Berlin Heidelberg New York: 224
3. Kemeter P, Eder A, Scherer G (1984) Regulationsmechanismen des Zyklus und ihre Abhängigkeit von psychosozialen Faktoren. In: Kemeter P (Hrs) Psychosomatik in der Gynäkologie und Geburtshilfe Beitr. d. Österr. Ges. f. Psychosomatik in d. Gynäkologie und Geburtshilfe. Brüder Hollinek, Wien: 1
4. Eder A, Kemeter P, Springer-Kremser M (1984) Cycle disturbances, psychosomatic complaints, and self-image: an analysis of interdependencies between selfperception and psychosomatic disturbances. J of Psychosom Obstetr Gynaecol. I-3/4, 103
5. Beckmann D, Richter H (1975) Gießen-Test (GT). Huber Verlag, Bern Stuttgart Wien

6. Kemeter P, Eder A, Springer-Kremser M (1985) Psychosocial Testing and Pretreatment of Women for in-vitro-Fertilization. In: In-vitro-fertilization and Embryo Transfer, Vol. 442 Annals of the New York Academy of Sciences, 523
7. Kemeter P, Eder A, Springer-Kremser M, Feichtinger W (1986) In-vitro-Fertilization patients and the outcome of in-vitro-fertilization! Psychosocial and psycho-endocrinological factors. In: Leysen B, Nijs P, Richter D (eds) Research in Psychosomatic Obstetrics and Gynaecology. Acco, Leuven/Amersfoort, 89
8. Kemeter P, Feichtinger W (1986) Patientenauswahl und Beratung für die In-vitro-Fertilisation. In: Schill WB, Bollmann W (Hrsg) Spermakonservierung, Insemination, In-vitro-Fertilisierung. Urban & Schwarzenberg, München Wien Baltimore: 205
9. Schepank H Zur Praevalenz psychogener Erkrankungen in der Stadt. Das Mannheimer Kohortenprojekt. Jour fixe des Inst. f. Tiefenpsych. u. Psychotherapie der Univ. Wien. 20.XI.1985
10. Yen SSC, Vera P, Rankin J (1970) Inappropriate secretion of follicle-stimulating hormone and luteinzing hormone in polycystic ovarian disease. J. Endocrinol. Metab. 30: 435
11. Stauber M (1979) Psychosomatik der sterilen Ehe. Grosse Verlag, Berlin
12. Kemeter P, Feichtinger W (1986) Prednisolone supplementation to Clomid and/or gonadotrophin stimulation for in-vitro-fertilization – a prospective randomized trial. Hum. Reprod. 1: 441
13. Kemeter P, Scherer G, Feichtinger W, Szalay S (1982) Ist die idiopathische Sterilität eine Indikation für die In-vitro-Fertilisierung? Gynäk. Rdsch. 22, suppl. 1: 127
14. Ben-Rafael Z, Mashiach S, Dor J, Rudak E, Goldman B (1986) Treatment-independent pregnancy after in-vitro-fertilization and embryo transfer trial Fertil Steril 45: 564
15. Steppe A (1987) Spontanschwangerschaft nach mißlungener In-vitro-Fertilisation. Fertil Trib 3: 11

MIX
Papier aus verantwortungsvollen Quellen
Paper from responsible sources
FSC® C105338

If you have any concerns about our products,
you can contact us on
ProductSafety@springernature.com

In case Publisher is established outside the EU,
the EU authorized representative is:
**Springer Nature Customer Service Center GmbH
Europaplatz 3, 69115 Heidelberg, Germany**

Printed by Libri Plureos GmbH
in Hamburg, Germany